AF496724

DE
LA PULMONIE,

DE
SES SYMPTOMES,

DE SES CAUSES,

DE SES DIFFÉRENCES,

ET DE SA CURATION.

Par M. JEANNET DES LONGROIS, Docteur-Régent de la Faculté de Médecine de Paris, Professeur désigné de Chirurgie en Langue Françoise, &c. &c.

TROISIEME ÉDITION,

corrigée & augmentée.

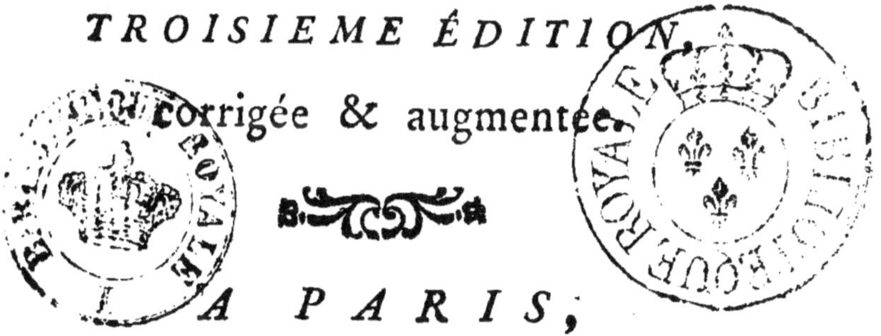

A PARIS,

Chez MÉQUIGNON, Libraire, rue des Cordeliers.

M. DCC. LXXXIII.

Avec Approbation & Privilége du Roi.

Principiis obsta ; serò Medicina paratur ,
Cùm mala per longas invaluére moras.

Contre un mal négligé , l'Art a peu de ressource ;
Il faut , pour le guérir , l'attaquer dans sa source.

A MADAME

LA PRINCESSE

DE MONTMORENCY.

Mᴀᴅᴀᴍᴇ,

On sera, sans doute,
surpris de trouver un aussi

A ij

grand nom à la tête de ce
foible Ouvrage ; mais s'il
peut concourir aux progrès de
l'art de guérir, s'il peut ar-
racher une seule victime aux
douleurs & à la mort, il ne
Vous sera point étranger : le
tableau des calamités humai-
nes Vous afflige en même tems
qu'il Vous attendrit, & si la
douleur en détourne vos re-

gards, la commisération les
y ramène, & l'humanité les
y fixe. Votre ame noble &
compatissante ne s'ouvre au
plaisir, que lorsque Vous avez
contribué au bonheur de tout
ce qui Vous environne.

Sous quel auspice plus
heureux, cet Essai pouvoit-il
donc paroître, que sous celui
d'une Princesse, dont les

6 *EPITRE, &c.*

rares vertus peuvent seules égaler la splendeur de son Nom.

Je suis avec respect,

MADAME,

Votre très - humble &
très - obéissant serviteur,
JEANNET DES LONGROIS,
*Docteur - Régent de la Faculté
de Médecine de Paris.*

PRÉFACE.

C'est le soin de ma pro-
pre santé, autant que l'a-
mour de ma profession, qui
m'a déterminé à faire une
étude approfondie de la
Phtisie pulmonaire. Peut-
être n'y aurois - je jamais
pensé, si la foiblesse de ma
constitution, la mauvaise
conformation de ma poitrine,
& plusieurs autres symptômes non équivoques de dif-

A iv

position à la *Pulmonie*, n'eus-
sent mis en évidence à mes
yeux les dangers que je cou-
rois : ainsi menacé moi-même,
pouvois - je hésiter à consacrer, dès le commencement
de ma carrière en Médecine,
tous mes momens, tous mes
travaux à l'examen de cette
maladie ? J'ai consulté avec
un soin avide tous les Auteurs
qui en ont écrit ; j'ai médité,
comparé leurs sentimens,
analysé leurs Ouvrages. Ce-
lui-ci n'offrira donc, à proprement parler, qu'un recueil

méthodique des meilleurs préceptes qui ont été donnés en différens tems fur la *Pul-monie.*

Encouragé par l'accueil favorable que le Public a bien voulu faire à cet Ouvrage, j'y ai expofé le fruit de mes obfervations perfonnelles, avec des remarques particulières & poftérieures aux premières Éditions, que la pratique m'a fuggérées, & enfin des réflexions qui me font propres, & que j'ai cru pouvoir être de quelque utilité.

Je serai assez récompensé de mes veilles, si le Public daigne accueillir ce Traité succinct, & s'il peut en résulter quelqu'avantage pour l'humanité souffrante.

INTRODUCTION.

PULMONIE, *Phtisie Pulmonaire*, maladie de la poitrine ; tels font les noms que l'on eſt convenu de donner à celle qui attaque, conſume & détruit le poumon ; je les employerai indiſtinctement, quoi qu'à la rigueur, chacun d'eux ait une déterminaiſon particulière.

La *Pulmonie*, l'un des plus cruels fléaux de l'humanité, & presque toujours l'écueil de la médecine (1), n'est point une maladie nouvelle: il paroît qu'elle a toujours existé ; les plus anciens Médecins en ont parlé; Hyppocrate l'a très-bien décrite,

----

(1) « J'avouerai ingénuement que depuis 37 ans que j'exerce la Médecine, je n'ai jamais pu guérir radicalement ceux qui avoient les poumons ulcérés, quoique je n'aie négligé aucun des moyens qui m'ont paru propres à cet effet. Je ne sache pas même, qu'aucun autre Médecin ait été plus heureux que moi ». *Voyez* TIMÉE DE GULDENKLÉE , Epist. liv. III. chap 2.

& ſes obſervations ont donné matière à des aphoriſmes ſi vrais qu'on les prendroit pour le ſecret de la nature.

En général la *Pulmonie*, ſoit native, ſoit héréditaire, n'exerce guères ſes ravages que depuis l'âge de dix-huit ans juſqu'à trente-cinq, parce qu'à cet âge le ſyſtême vaſculaire & fibrillaire eſt très-tendu, & que les fluides ſont dans un état de chaleur exceſſif, & dans une ſorte de fermentation. Rarement voit-on les enfans en périr ; la douceur de leurs humeurs, l'espèce d'insensibilité morale dans laquelle ils vivent, le silence des passions fortes, la vie réglée & soumise à un régime d'éducation simple ; tout cela concourt à éloigner d'eux une contagion aussi funeste. Dans l'âge viril, on n'est pas plus sujet à la *Pulmonie*, que dans l'enfance : l'énergie de la fibre qui existe dans son entier, l'effervescence moins grande du sang, la fougue impérieuse des passions déjà calmée, la plénitude des forces de la vie; toutes ces caufes rendent plus rares chez les adultes, (1) les embarras du poumon, ou les diſſipent avec facilité. Pour les vieillards, ils échappent rarement aux maladies de poitrine, mais ils périſſent plutôt des catharrhes que de la *Pulmonie*, proprement dite.

____

(1) Il arrive cependant quelquefois aux femmes d'être atteintes de la *Pulmonie*, à cet âge où la nature ſemble leur préparer une exiſtence toute nouvelle, par la *criſe* qui les fait ceſſer d'être réglées & fécondes.

On doit diftinguer deux fortes de *Pulmonie*, l'une lente, l'autre aiguë. Ceux qui font minés par une *Phtifie* lente, vivent ordinairement encore affez long-tems, fur-tout fi les humeurs font bénignes, fi elles ne font infectées d'aucun vice, & fi l'ulcère eft peu difpofé à l'inflammation.

La *Pulmonie* aiguë, au contraire, fait des progrès rapides; l'intenfité de la fièvre, la defficcation du fang, fa chaleur bouillante, les évacuations

cuations colliquatives deve-
nues exceſſives, la gangrène
elle-même ; tout précipite ſa
marche, tout ajoute à ſa vio-
lence & à ſa malignité.

Il eſt des *Pulmonies* produites par des cauſes acci-
dentelles ; il en eſt d'autres
que l'art peut appeller ori-
ginelles ; ces dernières ſont
infiniment plus graves, elles
ne pardonnent preſque ja-
mais.

Les Médecins dans tous
les ſiècles ſe ſont occupés de
la recherche des moyens pro-

pres à combatte la *Pulmonie*, mais il ont eu la douleur de n'en point découvrir
de spécifiques, ensorte que
cette maladie est encore au-
jourd'hui généralement ré-
putée incurable, surtout lorfque les malades ont passé le
second période. Ce n'est pas
qu'il ne se soit toujours ren-
contré de ces Charlatans
hardis, qui annonçoient avec
emphases des remèdes qu'ils
vantoient comme spécifi-
ques ; mais le flambeau de
l'expérience a détruit & dif-

sipé de vaines promesses, & il est trop vrai que jusqu'à ce jour, personne n'a trouvé aucun moyen victorieux propre à triompher constamment de la *Pulmonie confirmée* : on prolonge bien les jours du malade, on adoucit ses peines, on diminue ses douleurs; mais communément sa perte n'en est pas moins assurée, & rien ne peut le dérober à une mort prématurée.

Ce n'est donc point un remède souverain dans tous les cas que je veux présenter ici aux *Pulmoniques.* (je suis convaincu qu'il est dans la *Phtisie*, un état qui n'admet plus de guérison.) Mais je me propose d'éclairer un certain nombre de mes Concitoyens sur les moyens de prévenir ou de combattre à tems une maladie cruelle, qui s'étend prodigieusement, & contre laquelle on n'est point assez en garde. Mon principal soin sera donc de traiter ce sujet avec ordre & simplicité, afin d'être entendu de tous les Lecteurs. J'éviterai par cette raifon, autant qu'il me fera poffible, les définitions & les differtations fcholafti- ques, & fi je me permets quelquefois des circonlocu- tions, ce fera pour rendre la valeur & le fens des expref- fions techniques.

Divifion de l'Ouvrage.

L'Ouvrage fera divifé en quatre Parties, dont la pre- mière offrira le tableau des fymptômes de la *Pulmonie*, dans leur marche & leur gra- dation fucceffive, & la diftinction de ſes trois périodes.

La ſeconde traitera des causes ſans nombre qui produiſent la *Pulmonie*, de la manière dont ces causes agiſſent ſur le poumon ; des accidens qui s'enſuivent ; de la nature du virus tabifique & de ſa communicabilité ; puis, je développerai les causes de la fréquence de cette peſte de l'humanité : enfin j'établirai ſon diagnoſtic & ſon prognoſtic.

En troiſième lieu, je rapprocherai les maladies qui

peuvent avoir quelque analogie avec la *Pulmonie*; je les
comparerai, & je tracerai la
ligne de démarcation qui les
sépare ; je terminerai cette
Partie en indiquant les maladies étrangères, qui, le plus
souvent donnent naissance à
la *Pulmonie.*

La quatrième partie sera
consacrée à la porphylacti-
que, à l'histoire des moyens
curatifs anciens, modernes,
empiriques, &c. propres
aux différens périodes de
la *Pthisie* ; je proposerai à

la suite les remèdes qui me paroissent mériter la préférence, & j'indiquerai les circonstances où l'usage en sera salutaire ou essentiel : enfin, je présenterai un tableau sommaire des complications les plus ordinaires de la *Pulmonie.*

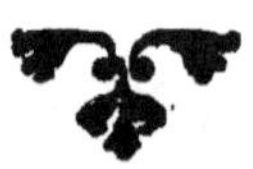

DE LA PULMONIE.

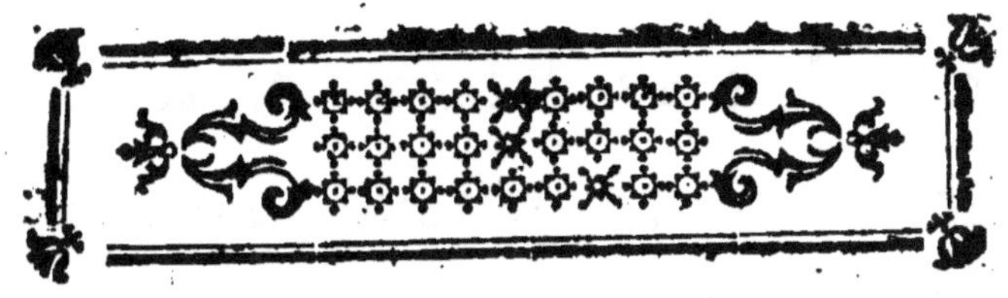

DE LA PULMONIE.

PREMIERE PARTIE.

Symptômes de la Pulmonie.

LEs personnes attaquées de *Pulmonie*, éprouvent de la diffi-culté à respirer ; elles ont l'ha-leine très-courte, & font essou-flées pour peu qu'elles veuillent courir, marcher vîte, ou qu'el-les montent précipitamment ; elles font quelquefois hautes en couleur, quelquefois très-pâles ;

C

le matin, en général, elles ont
le visage de couleur cendrée,
mais il s'anime après le repas,
alors leurs joues sont colorées
d'un rouge vif & purpurin, mais
par vergetures & comme par
stries, offrant d'autres fois des
taches blanches, tranchées net,
& d'une couleur d'amande; leur
salive est âcre & salée; elles
ressentent des douleurs, tantôt
dans le dos, tantôt dans la poitrine, quelquefois dans ces deux
parties; elles ont la paume de
la main très-échauffée, & se
plaignent d'une chaleur excessive dans toute l'habitude du
corps, elles ne peuvent dormir

sûr un des deux côtés , (1) ou sur le dos, ou à plat-ventre ; elles ont de la toux, & rendent des crachats épais ou écumeux ; elles sont habituellement consumées par une petite fièvre lente qui redouble le soir & après le repas. Leur chair est molle , leur foiblesse extrême ? (1) enfin

---

(1) Lorsque la poitrine est entamée , les malades ne peuvent se coucher que sur le côté qui qui recèle le plus de matière purulente : au contraire, lorsque les tubercules travaillent, c'est du côté où se fait ce travail que les malades ne peuvent prendre de sommeil.

(1) « Les Pulmoniques ont la voix rauque & perçante ; toute la surface de leur corps, excepté les joues, est de couleur cendrée. Ils ont

l'odeur de leur ſueur & celle de leur tranſpiration eſt changée.

Il ne faut pas croire cependant que les poitrinaires éprouvent à la fois chacun de ces ſymptômes. On a vu des *Pulmoniques* mourir ſans avoir éprouvé aucun de ces accidens ; ils périſſoient à la ſuite d'un vomiſſement de ſang , ou par la ſeule colliquation des humeurs.

La *Pulmonie* , ainſi que toutes les autres maladies , a une marche régulière , elle a ſes périodes. On peut diſtinguer dans la *Pul*

---

un dégoût univerſel , & ſont tourmentés d'une ſoif extraordinaire. Leur pouls eſt petit , dur & formicant ». *Vide Aret. lib. 1. cap. 8.*

monie trois périodes ou états ca-
ractérifés par les tubercules, la
fièvre, la fuppuration. (1)

____

(1) Surpris de voir les Auteurs s'accorder
à dire que les ulcères du poumon font incurables, & témoin cependant de nombre de
cures de ce genre, je cherchai la caufe d'un
tel contrafte d'opinions & de faits. Ce contrafte m'a femblé dépendre de l'état très-diffé-
rent dans lequel fe trouvent les malades au
commencement & à la fin du troifième degré :
en effet, dans le principe, le pus n'a point
encore dégénéré, les fymptômes de colliquation n'ont point paru, la déforganifation du
poumon n'eft pas complette, la forte de
fièvre putride, produite par la réforption du
pus, n'exifte pas. Mais ces fymptômes que
l'on obferve toujours à la fin du troifième
degré, pourroient fuffire pour en admettre un
quatrième, *le marafme*, qui feroit conftam-
ment mortel.

C iij

Chacun de ces périodes a des symptômes qui lui sont particu-liers, je vais les détailler.

Le premier période commence ordinairement par une petite toux séche & assez fré-quente ; les nuits sont par fois un peu inquietes & agitées ? la poitrine est très-échauffée ; on y ressent de la demangeaison, quelquefois même un peu de douleur, ou des points dans quelques-unes de ses parties ; on voit survenir des crachats mousseux, souvent teints d'un peu de sang ; on voit des mala-des après une quinte un peu forte de cette petite toux séche, vomir du sang clair, rutilant & purpurin ; le vomissement de sang cesse, mais les crachats demeurent colorés d'un sang vif & d'un rouge éclatant ; il monte des bouffées de chaleur à la tête, la respiration est courte, la peau séche, la voix forte, mais un peu rauque ; la langue est belle, nette & très-rouge ; les urines restent à - peu - près dans l'état naturel.

Le passage du premier au second période de la *Pulmonie*, s'annonce ordinairement par de petits frissons qui prennent irrégulièrement.

Les malades ont atteint le second période de la *Pulmonie*, lorfque la toux continuant & augmentant d'intenfité, la fièvre furvient & s'allume : alors la toux devient plus forte, fonorē ; les crachats (1) mouffeux, fouvent mêlés de fang, font plus abondans ; la langue fe falit,

(1) Il arrive quelquefois que des hydatides purulentes ou non, mais fixées aux bronches par un pédicule, occafionnent une pefanteur & un fentiment douloureux dans la partie antérieure de la poitrine, & font naître par leur préfence une toux féche & très-incommode, avec de la fièvre. Mais les perfonnes à qui cet accident arrive, auroient tort de fe croire parvenues au fecond degré de la Pulmonie; car l'abfence des autres fignes, & l'expectoration de ces hydatides, lorfqu'elles feront mûres, fuffiront pour les raffurer.

l'appétit se dérange, & tantôt
les malades se plaignent de l'a-
voir perdu, tantôt ils ont de
l'appétence pour des choses sin-
gulières & bizarres ; il existe en
eux une disposition habituelle
au vomissement après le repas ;
leur voix est forte , mais plus
rauque & profonde; ils ont la
respiration plus difficile, des nuits
plus agitées ; le sommeil inquiet
& très-léger ; leur corps entier,
& surtout la paume de la main
sont brûlans ; l'estomac remplit
mal ses fonctions ; la fièvre redouble après les repas & vers le
déclin du jour ; les mammelles
s'affaissent, & n'ont plus d'ap-

parent que la papille ; les urines
font en général rouges , très-
chargées, & en petite quantité.

Le dernier degré est annon-
cé par la purulence (1) des

---

(1) On reconnoît le pus à plusieurs signes ,
1°. mis sur des charbons ardens , il exhale
une odeur d'une fétidité qui lui est propre.
2°. Quoiqu'assez épais, il est pourtant fluide,
dénué de parties fibreuses , & nullement glu-
tineux. 3°. Sa couleur varie , il est quelquefois érugineux , quelquefois jaune , mais plus
souvent cendré , ou noirâtre. 4°. Enfin, il se
précipite au fond de l'eau, & se dissout dans
l'eau bouillante ; sorte de propriété qui cependant lui est commune avec les crachats des
scorbutiques. Il est de mon devoir de rassurer
nombre de personnes, qui, rendant chaque
matin deux ou trois crachats épais & noirâtres,
quelquefois violets, se croient pulmoniques.
De tels crachats ne sortent pas de la poitrine ;

crachats ; alors la voix devient grêle & fort comme d'un creux, le visage prend une couleur plombée, les yeux sont ternes & enfoncés ; le voile du palais est rongé de petits ulcères, l'haleine puante, la maigreur extrême ; les cheveux tombent ; les forces se perdent ; les facultés de l'ame elles - mêmes s'abâtardissent & perdent toute leur énergie ; le corps & toutes les évacuations exhalent une odeur infecte ; on voit dans les urines des flocons purulens,

---

Ils ont leur siége dans le fonds du palais, & ne font autre chose qu'une pituite condensée, dont l'expectoration, comme on le voit, n'a rien d'allarmant.

effets néceffaires de la colliquation des humeurs devenue uni-
verfelle ; les chairs font exceffivement molles ; il furvient des
fueurs gluantes fur la poitrine ;
ces fueurs deviennent génerales,
& augmentent prodigieufement
la nuit (1) ; la diarrhée furvient?

---

(1) Il me paroît que ces fueurs nocturnes
font produites, 1°. parce que le chile étant
âcre, écauffé, ténu, privé des qualités plafti-
ques néceffaires à un chile de bon aloi, il
tranffude & s'échappe à travers les ctuyaux
capillaires des mêmes vaiffeaux qu'il devroit
réparer. 2°. Par le relâchement de la fibre,
& la rémiffion du mouvement extraordinaire
du fang, qu'a occafionné cette fièvre lente,
dont le propre eft d'augmenter le foir & après
les repas : en effet, ce mouvement mettant le
fang dans un état incendiaire, en exprime la
férofité, dont l'excrétion par la peau, eft fa-

la respiration est plus laborieuse que jamais ; il y a impossibilité de dormir sur tel ou tel côté ? la fièvre ne discontinue pas un seul instant ; l'estomac perd toute son énergie ; les selles font noires, ténaces & huileuses ; on voit survenir de l'enflure tantôt aux pieds, tantôt aux

—————————————————

. . . . par le repos & la chaleur douce du lit. Ces sueurs semblent soulager le malade, il se croit échappé des portes de la mort, & fondé sur le lointain d'un avenir plus flatteur, des projets qu'il n'exécutera jamais ; car le soir, son sang appauvri & desséché par la dissipation des parties séreuses & lymphatiques, acquiert un plus haut degré d'inflammation, & lors du retour de la fièvre, son agitation & les autres symptômes s'aggravent, & déjà s'opère la destruction de cette frêle machine.

mains, quelquefois cette enflure disparoît tout-à-coup, d'autres fois elle se porte sur quelqu'autre partie ; l'affaissement
arrive ; le malade éprouve des
défaillances, & il meurt dans les
angoisses d'une suffocation péni-
ble (1), ou il s'éteint en conser-
vant l'apparence d'un sommeil
tranquille.

____

(1) Des circonstances que le hazard seul a
fait naître, m'ont mis à portée d'observer
que les pulmoniques, dont la respiration étoit
gênée & laborieuse, se trouvoient momen-
tanément soulagés, & respiroient beaucoup
plus facilement, lorsque leurs jarretières étoient
très-serrées. J'ai cru découvrir la cause de ce
phénomène dans l'allégement du poumon,
produit par le séjour plus long du sang dans
les parties comprises au-dessous de cette espèce
de ligature.

SECONDE PARTIE.

Causes de la Pulmonie.

Les causes qui produisent la *Pulmonie* sont de deux sortes, ou prochaines, ou éloignées.

Celles-ci sont une disposition héréditaire ; l'extrême petitesse de la tête ; la conformation vicieuse (1) de la poitrine ; les

----

(1) « *Habitus in hoc vitium proclivis est iis, qui tenues sunt, qui pectus, duarum more tabularum, compressum, qui scapulas, alarum instar, protentas, qui guttur habent prominens, qui coloris candidi, qui rari sunt pectoris.* Vid. Aretæum.

corps (1) baleinés ; une conſti-
tution en même tems atrabilaire
& molle ; les efforts continus &
trop grands pour chanter , dé-
clamer ou crier ; les coups reçus
à la poitrine , les vapeurs méphi-
tiques , l'exercice trop fort des
inſtrumens à vent , la gibboſité ,
les fluxions de poitrine répétées , le ſéjour dans des lieux
humides & obſurs ;——l'habitude

---

(1) « *Ineptum etiàm eſt , & ultrà fidem
perniciofum , illud ſtudium , qnod ferè omnes
virgines adhibent , ut junceæ videantur , loris
& mortifero artificio pectus in anguſtias co-
gentes , ignaræ ſe , anguſtando thoracem ja-
nuam tabi , marcorique aperire.* » Vid. Spi-
gel. de Human. corp. fabr. lib. 1. cap. IX.
pag. 19.

de refter la poitrine (1) décou-
verte, & les jambes nues ; le
paffage fubit du chaud au froid ;
la refpiration d'un air (2) trop
vif, imprégné des émanations
d'eaux ftagnantes, chargé de
vapeurs ou de fubftances en
poudre de nature âcre & cor-
rofive ; — la mauvaife nourriture de certaines maifons d'édu-

---

(1) Bennet recommande de ne fe vêtir que
d'habillemens chauds ; il veut que l'on porte
fur la peau une étoffe de laine fine. « *Ne
auræ frigidioris appulfu fanguis intrò coer-
ceatur, undè, extravafationis recurrèntis im-
pendet periculum.* » Vid. Benn. Theatr. tabid.
pag. 128.

(2) On remarque que les pays froids & humides favorifent le développement de la *Pulmonie.*

cation; les alimens de haut goût;
les fucreries, les pâtifferies (1);
l'ufage prématuré & l'abus du
café, des vins chauds, des boiffons fermentées, furtout des liqueurs roboratives & fpiritueu-
fes; la fauffe fécurité qui mène
à abufer de l'eau-de-vie prife
comme liqueur; —les veilles
trop prolongées; la vie féden-
taire, taciturne; — les exercices immodérés, fur tout celui
de la danfe; la fureur du jeu;
les inftrumens à vent; la jouif-
fance précoce des plaifirs de l'a-

---

(1) « *Qui bellariis & fympofiis nimis indul-
ferint phtifi langorem importante maximè corri-
piuntur & periclitantur.* « Vid. Bennet, Theatr.
Tabid. pag. 110.

mour ; les pollutions (1) nocturnes ; la masturbation (2) ; une
trop grande contention d'esprit ;
les conversations lubriques, les
lectures qui affectent l'imagina-
tion trop vivement ; —l'ambi-
tion démesurée ; le chagrin, la
mélancolie ; les haines opiniâtres,
qui, en fouettant le sang & lui
imprimant une *colère orgastique* ,
surchargent de sang les vaiſſeaux du poumon , & amènent
l'hémoptyſie , les paſſions fortes
& vives de tout genre ; —la ſup-
preſſion des règles , des hémor-

---

(1) Vid. Hippocrat. lib. VI. Epidem. ſect.
8. 45.
(2) Voyez Tiſſot. Onaniſme.

rhoïdes (1) ; la disparition de toute autre excrétion devenue habituelle ; les évacuations outrées ; le crachotement fréquent ; les purgations trop rapprochées & trop actives ; le mal vénérien, & les mauvaises méthodes (2) de le traiter. Enfin on regarde les

---

(1) « *Diuturnas hæmorroidas curanti, nisi una servata sit, hydrops aut tabes succedit.* » Vid. Hypp. Sect. VI. Aph. XII.

(2) L'usage, par exemple, du sublimé corrosif, soit qu'on l'étende dans de fortes décoctions de plantes, soit qu'on le masque avec des *robs* ou des électuaires, artifice trop commun & malheureusement trop favorisé par la possibilité où l'on est quelquefois de guérir les maladies vénériennes, avec une petite quantité de ce poison subtil : mais, hélas ! & tous les bons Praticiens en gémissent, c'est toujours au détriment de la poitrine.

fluxions fur les dents & fur les gencives comme une difpofition prochaine à la *Pulmonie*, chez les perfonnes à qui leur mauvaife conformation doit faire redouter cette maladie, parce que ces individus à col long & à poitrine étroite & refferrée, font très-expofés à la métaftafe de l'humeur catarrhale, de la tête fur le poumon. D'ailleurs, dans les cols longs, les trop grands mouvemens des vertèbres faifant former des plis aux tuniques des vaiffeaux, & gênant le cours du fang dans les artères vertébrales, les vaiffeaux de la poitrine font habituellement gorgés de fang.

LES CAUSES PROCHAINES font tout ce qui eft capable de mettre beaucoup d'acrimonie dans le fang & les humeurs, tout ce qui peut occafionner ftafe & congeftion dans l'intérieur du poumon, & par-là donner naiffance aux tubercules, comme l'épaiffiffement de la lymphe; la répercuffion d'une humeur âcre & mordicante fur la poitrine; l'hémoptyfie; la diffolution du fang, dont les principes faiblement unis ou mal combinés, n'ayant prefque aucune cohéfion entr'eux, fe coagulent dans le poumon, & y produifent fréquemment obftruction. Mais tant de caufes concourent à la formation des tubercules , (1) & le poumon , vu sa nature spon-

___

(1) D'après les réflexions que j'ai faites sur la nature & la formation des tubercules , je crois qu'ils doivent leur origine à deux causes ; ou à une humeur lente & épaisse , qui empâte les glaudes éparses dans le parenchyme du poumon , (c'est l'avis de Fernel *.) ou à une matière catarrhale , compacte & inerte , qui venant à s'épaissir dens le tissu interlobulaire du poumon , & à fermenter par l'effet de la chaleur humide qui les pénètre , occasionnent d'abord la fièvre. Bientôt il se forme dans le centre de ces nœuds tuberculeux , du pus qui ne peut se dégorger que de trois manières. 1°. Par les bronches qu'il détruit après y avoir produit ulcère ; c'est l'espece de phtisie la plus ordinaire. 2°. Par épanchement dans le tissu cellulaire du poumon ; & dans ce cas, ou la matiere est renfermée dans un sac, & c'est une vomique ; ou elle est dispersée dans toute la

___

* Vide Fernel , Patholog. lib. V. cap. X.

gieuse, mollasse & vasculeuse en est si souvent rempli, que personne n'échapperoit à la *Pulmonie*, si leur résolution ne s'opéroit avec autant de facilité que s'est faite la congestion.

Non-seulement ces causes ne se trouvent jamais toutes réunies chez le même sujet, mais elles n'agissent pas de la même manière sur le poumon. Les unes semblent n'affecter que les parties solides de cet organe,

---

capacité de ce viscère, & cet état constitue le genre de phtisie le plus fâcheux. 3°. Par un transport métastatique, comme on le voit souvent arriver chez des poitrinaires qui n'éprouvent d'autres symptômes que la maigreur, l'insomnie, la fièvre lente & des évacuations colliquatives.

les

les autres paroiſſent ne vicier que les humeurs ; d'autres enfin, ou en plus grand nombre, ou d'une eſpèce plus maligne, exercent une action délétère, & ſur les ſolides, & ſur les fluides.

Mais rien n'a répandu plus de lumière ſur les effets de toutes ces cauſes tabifiques, que l'ouverture des victimes (1) de la *Pulmonie* : tout annonce & démaſque chez elles, les effets

____

(1) *Vid.* Morgagny *de ſedibus & cauſis morborum. Lovanii* 1767.

Lieutaud. *Synops. Univerſ. Med.* tom. 1. lib. 1. ſect. III. pag. 211. *Pariſiis* 1770.

Theoph. Bonneti *Sepulchret.* tom. I. §. I. pag. 385.

Ant. Mar. Valsalvæ *Opera.* in-4º. 1740

E

du séjour & de l'action d'un pus âcre & corrompu. C'est sur le larynx, la trachée-artère, les bronches, le tissu des poumons, le cœur, le *thymus*, le foie, le pancréas, l'épiploon & la rate que ce pus laisse des vestiges de sa présence.

On a vu le larynx, la trachée-artère & les bronches rongés d'ulcères, leurs membranes détruites & des érosions aux vaisseaux, qui avoient donné lieu à des hémorrhagies.

C'est surtout le poumon qui offre les plus grands délabre-mens : on le trouve adhérent dans presque tous ses points ; on trouve sa tunique épaissie, des-

féchée, racornie, skirreufe, fouvent même ayant la dureté de
la pierre ; il recèle des tumeurs
anomales remplies d'humeurs
reffemblantes à du fuif ou à du
miel pourri ; il eft plein d'abfcès
ouverts, ou prêts à s'ouvrir ; il
contient des matières gipfeufes
ou crétacées, des concrétions
pierreufes (1). On a vu des
portions du poumon détruit par
la fuppuration, détachées par
les efforts d'une toux convul-
five, obftruer le larynx & fuffo-
quer les malades.

______

(1) *Willifius invenit pulmones ab ulcere
quovis immunes, fed tuberculis aut lapidibus ;
aut materiá fabulofá, per totum confitos.* Vid.
Will. Pharmac. ration. tom. II. Sect. 1. cap.
VI. pag. 87.

Plusieurs Anatomistes ont vu la face extérieure du cœur couverte d'exulcérations qu'avoient formées des congestions sanieuses ou purulentes dans le péricarde ; quelques-uns même ont vu ce viscère rempli de sanie, & pour ainsi dire, tout graisseux.

Enfin, le *thymus* est quelquefois dans un tel état de désorganisation, que l'on seroit tenté de le regarder comme le foyer & le principe de cette terrible maladie.

Après avoir ainsi parcouru tant de causes diverses de la *Pulmonie*, on se persuadera sans peine qu'elle a dû exister dans tous les tems, comme je l'ai dit plus haut. Mais a-t-elle toujours été aussi multipliée qu'elle l'est de nos jours ? La voix unanime des Médecins nous assure très-précisément du contraire, & je crois en avoir découvert plusieurs raisons.

Causes de la fréquence de la Pulmonie.

1°. L'erreur commune où tombent les malades qui se flattent trop, & confondent la toux séche, symptôme principal du premier période de la Phtisie avec la toux stomachale, avec les catarrhes, dont le traitement est tout-à-fait opposé. 2°. L confiance aveugle des malades dans les premieres recettes que leur offrent des Charlatans avides, qui n'héfitent jamais à promettre une prompte guérifon; & dont les remedes actifs font parcourir plus rapidement à la maladie, fes périodes ordinaires. 3°. L'abus de l'eau-de-vie. 4°. La fréquence des vapeurs que l'on peut regarder comme une maladie nouvelle, qui, en augmentant l'irritabilité de la fibre, l'affoiblit & conduit ainfi fréquemment à la *Pulmonie*. 5°. L'ufage du fublimé corrofif dans les maladies vénériennes, ufage dangereux, qui depuis un certain nombre d'années à prévalu trop généralement & pour le malheur de l'humanité, sur les autres préparations mercurielles infiniment plus douces, & dont l'action sur la poitrine est moins sensible & moins meurtrière. 6°. L'ignorance profonde du public sur la nature & la communicabilité de la *Pulmonie*.

En effet, je regarde la *Pulmonie* comme une maladie contagieuse; mais elle a quelque chose qui lui est particulier dans la manière dont elle se propage, & en cela elle ressemble aux différentes maladies de contagion, qui toutes ont besoin de telles ou de telles autres circonstances pour se transmettre.

Les unes, comme la gale, se gagnent par le simple attouche-ment ; les autres, comme la rage, se communiquent par la seule introduction de la salive d'une personne, ou d'un' ani-mal enragé, dans les veines d'un autre individu. Quelques-unes, telles que la peste, la petite vérole, les fièvres putri-des, &c. sont communicables même par l'air ambiant & at-mosphérique. D'autres enfin, le virus vénérien, par exemple, se transmettent le plus ordinai-rement par l'union des deux sexes.

La manière dont se commu-nique le virus tabifique appar-

tient par quelque endroit à chacune de ces différentes claſſes
de maladies contagieuſes. Ainſi,
comme dans la gale, une per-
ſonne ſaine qui coucheroit à
côté d'un *Pulmonique*, dont la
peau eſt déjà trempée de ſueurs
abondantes, recevroit dans ſes
veines, des miaſmes tabifiques
qui ne tarderoient pas à ſe déve-
lopper ; vérité trop ſouvent dé-
montrée par une funeſte expérience ! (1) Comme dans la rage,

____

(1) Il eſt de notoriété publique, qu'en
1750, les Magiſtrats de Nancy firent brûler
dans la grande place de cette Ville, le lit, les
hardes & le linge d'une femme morte pulmonique. Quoique bien conſtituée auparavant,
cette femme avoit été atteinte de la Pulmonie

les hardes & les vêtemens qui
ont servi à des phtisiques, &
qui sont impregnés de leur transpiration, servent de véhicule
au levain de la *Pulmonie*. Comme
dans la peste, la petite vérole,
les maladies putrides, &c. L'air
lui-même se charge des émanations corrompues & purulentes
qui exhalent continuellement
d'un poumon en suppuration ; il
s'abreuve, à la surface des corps
phtisiques, toujours humides de
sueurs, d'une abondante quantité de particules hétérogènes,
puis, admis en cet état dans des

---

pour avoir couché souvent dans le même lit
avec une femme poitrinaire.

poumons fains, il y dépofe tant de germes morbifiques fur les bronches & fur le rézeau pulmonaire. Enfin il n'y a pas moins de danger à habiter avec un *Pulmonique*, qu'avec une perfonne infectée du virus vénérien, parce que dans ces deux circonftances, les pores font très-ouverts, la tranfpiration infiniment augmentée, & l'admiffion du virus, foit tabifique, foit vénérien, on ne peut plus facile.

Rien n'annonce dans les écrits des Médecins de la haute antiquité, qu'ils aient connu la communicabilité du levain tabifique. Galien eft le premier des anciens qui ait preſſenti cette communicabilité. Voici comment il s'en explique : *Periculoſum prætereà eſt, conſueſcere his, qui tabe tenentur, atque in totum cum omnibus qui putridum adeò exſpirant, ut domicilia in quibus decumbunt, graviter oleant. Vid.* GALEN. *de febr. lib.* I. *cap.* III. *Charter. Tom.* VII. *pag.* 108 (1). Cet apperçu,

---

(1) Je me ſuis, comme on le verra par la lecture de cet Ouvrage, très-peu étendu & jamais appeſanti ſur les motifs qui m'ont guidé, ſoit dans l'adminiſtration d'un médicament, ſoit pour rendre raiſon de certains phénomènes ; parce que, dans ce ſiècle de lumière, chacun des Lecteurs à une doſe de logique & de connoiſſances qui lui fait apercevoir du premier coup-d'œil les rapports des différens objets qui lui ſont préſentés.

tout lumineux, tout important
qu'il foit en effet, eft refté en
quelque forte enfeveli dans les
nombreux Ouvrages de ce grand
homme; peu de Médecins y ont
apporté toute l'attention qu'il
mérite, & le Public vit à l'é-
gard de ce vice contagieux,
dans la plus profonde fécurité.
Cependant, depuis Galien, on
trouve dans les Ouvrages de
plufieurs Médecins célèbres,
quelques paffages qui annoncent clairement qu'ils avoient à
cet égard les mêmes fentimens
que lui. Tulpius affirme que,
fur le point d'ouvrir un jeune
homme mort du poumon, il en
fut empêché par une odeur in-

fecte de tabiſme auſſi préjudiciable aux Médecins qu'aux
parens (1) ». Van-Swieten rapporte des faits encore plus poſi-
tifs & plus concluans. Il a vu la
ſœur & la domeſtique d'un
Pulmonique, mourir toutes deux
phtiſiques , victimes de l'aſſi-
duité de leurs ſoins. *Certè juve-
nis ille , cujus modò mentionem
feci, infecit ſororem & ancillam,
quæ ipſi in morbo aſſiduè miniſ-
traverat* (2). Enfin il aſſure
qu'une femme poitrinaire &

---

(1) *Sed deterruit à ſectione fœtor tabidus ,
noxius fortè non minùs Medicis quam ipſis con-
ſanguineis.* » Vid. TULP. lib. II. cap. XI.

(2) Vid. VAN-SWIET. Comment. in Aphor.
Boerrha. tom. IV. pag 645 1206 ».

mourante, ayant imprimé un baiſer ſur le menton de ſon mari, il n'y repouſſa plus rien, quoique le reſte du viſage demeurât couvert d'une barbe fort épaiſſe (1).

On lit dans les actes curieux de la nature, obſervat. XLV. pag. 120. ann. 1680, un exemple bien frappant de la communicabilité de la *Pulmonie.*

____

(1) » *Quin imò, licèt tantus ſputorum fœtor non adſit, mali tamen quid ab habitu deplora-torum phtiſicorum metuendum videtur : dum ultima oſcula uxor phtiſica moribunda fixerat mariti mento, poſteà totus ille locus glaber man-ſit, licèt denſa barba creſceret in omni ambitu : cæterùm tamen nihil mali optimus ille vir indè paſſus fuit, & plures annos ſupervixit abſque ullo malè affecti Pulmonis indicio.* » Vid. VAN-SWIETEN. *Ibid.*

« Une Dame mourut *pulmo-nique* pour s'être servie d'une espèce de mantelet fourré de martre zibeline, dont une autre *Pulmonique* s'étoit enveloppée seulement les mains, sans que le mantelet eût touché davantage à sa peau ».

A l'appui de ces autorités, je vais citer deux faits consignés, le premier dans le Journal de Paris du 10 Octobre 1780. L'autre qui se trouve dans celui du 20 Octobre de la même année, est attesté par M. Al... Médecin à Groningue.

» Cinq enfans nés de pere & mere vigoureux & sains, ont été successivement les victimes de la phtisie.

phtifie. L'un deux âgé de 45 ans, est mort au mois de Juin 1779. Son fils unique, âgé de 20 ans, à cru pouvoir se servir des linges & hardes de son pere, & surtout d'une espèce de wit-chouratz ou pelisse doublée de peau....

Sa santé s'est altérée dès le commencement de l'hyver dernier, & malgré les remèdes & le régime, il est dans un état de marasme qui donne les plus vives inquiétudes....

Il est même certain que dans plusieurs villes d'Italie, il existe des loix qui ordonnent que les vêtemens & les linges des malades de ce genre soient brûlés

E

après leur mort ». *Voyez le Journal de Paris du 10 Oct. 1780.*

» Un jeune homme, à qui une disposition naturelle & héréditaire à la phtisie sembloit devoir interdire le mariage , épousa une Hollandoise, d'un tempérament sanguin douée de la constitution la plus heureuse : l'un & l'autre avoient éprouvé la plus vive opposition de la part de leurs parens ; mais leur amour ne leur faisoit concevoir d'autre malheur que celui de vivre séparés. Quelques jours après leur union , la jeune épouse commença à perdre ses vives couleurs ; une toux incommode se déclara, & le crachement de sang succéda environ un mois après le mariage. Le Médecin calma les symptômes, au moyen de quelques remèdes, en déclarant cependant qu'ils étoient inutiles si elle s'obstinoit à partager le lit de son mari ; il la menaça même d'une mort prochaine : rien ne fut capable d'intimider cette épouse tendre ; elle répondit sans détour, qu'aucune considération ne pourroit la séparer d'une personne qu'elle chérissoit plus que sa vie propre : la maladie ne fit qu'augmenter, & elle mourut phtisique environ six mois après ; mais ce qu'il y a furtout de remarquable, par rapport à la contagion, c'eſt que la ſervante, qui lui avoit donné ſes ſoins pendant la maladie, tomba auſſi dans une conſomption qui devint mortelle. Un autre domeſtique, qui avoit encore reſpiré moins aſſidûment l'air de la chambre des malades, devint auſſi phti-ſique, & mourut quelque tems après ». *Voyez le Journal de Paris, 20 Oct. 1783.*

Je ſuis témoin de trois faits à-peu-près ſemblables à ce dernier ; enfin il n'eſt peut-être aucun Praticien qui n'ait recueilli pluſieurs obſervations de ce genre.

Ces preuves de l'exiſtence &
de la communicabilité (1) du
levain tabifique une fois éta-
blies, il eſt évident qu'il y a de
la témérité à ſe vêtir des hardes
qui ont ſervi aux *Pulmoniques*,
à vivre avec eux dans une certaine familiarité, & à partager
leur couche. Ce devroit donc
être un devoir pour les Médecins de prévenir le Public des
dangers auxquels il s'expoſe en
ſe ſervant de linge ou de hardes
qui ont été à l'uſage des poitri-

---

(1) Cependant je ne prétends pas vouloir
donner cette opinion comme une vérité démon-
trée ; je ſais qu'il y a beaucoup d'excellentes
raiſons à oppoſer à la doctrine de la communicabilité, & à l'exiſtence du levain tabifique.

naires: leur surveillance devroit s'étendre jusqu'à la recherche des moyens les plus propres à détruire les miasmes tabifiques qui peuvent avoir pénétré ces vêtemens. Ces moyens seroient, par exemple, des lavages multipliés dans l'eau de savon, des fumigations avec les substances aromatiques, une longue exposition à l'air libre & à la vapeur du soufre, du camphre ou du vinaigre.

D'après le détail des causes qui peuvent produire la *Pulmonie*, & d'après l'exposition qui a été faite de ses symptômes, rien n'est plus aisé que d'en établir un bon *diagnostic*, & de prononcer à quel période elle eſt déjà parvenue ; c'eſt pourquoi je ne m'y arrêterai pas davantage.

Je paſſe actuellement au *Prognoſtic*. Il eſt fâcheux en général, parce que la *Pulmonie* pardonne rarement, à moins que l'on n'ait un ſoin tout particulier de ſa poitrine, & que l'on n'obſerve perpétuellement une vie de régime. Je vais établir quelques règles d'après leſquelles on pourra, du premier coup-d'œil, prononcer qu'elle ſera la terminaiſon de cette maladie rebelle.

1°. Si les humeurs qui ſe ſont portées ſur la poitrine, y ſéjournent depuis long-tems,

la guérison sera longue & ora-
geuse.

2°. Les personnes infectées
d'une *Pulmonie* héréditaire ,
peuvent rarement se flatter de
guérir radicalement ; il ne leur
reste de secours que dans un
régime convenable à leur état,
& dans une cure palliative.

3°. Si les poitrinaires rendent des crachats extrêmement
doux , c'est un symptôme mortel ; cela prouve que les sucs
nourriciers se dissipent par l'expectoration : aussi remarque-t-on
que dans cette circonstance, les
malades maigrissent très-rapidement. Cet amaigrissement n'aura
rien qui surprenne , si l'on veut
considérer

considérer les pertes continuel-
les que font les Phtifiques, foit
par l'abondance des crachats
purulens, foit par les déjections
colliquatives, foit enfin par les
fueurs nocturnes.

4°. La diarrhée accompa-
gnée de fuppreffion des crachats,
eft d'un très-fâcheux augure.

5°. Les *Pulmoniques* font
dans un état défefpéré, fi leurs
forces dépériffent continuellement, parce que l'eftomac faifant mal fes fonctions, le chile
étant néceffairement crud & im-
pur, les humeurs qui en réfultent font auffi d'une mauvaife
qualité, & fe trouvent privées
de la vertu plaftique & gélati-

neufe qui les rend nourricières & reſtaurantes.

6°. L'expectoration de crachats ſalés, épais & fétides, ne préſage rien que de ſiniſtre.

7°. Des crachats purulens, venus à la ſuite de l'hémoptyſie, céderont plus facilement aux remèdes, que s'ils euſſent ſuccédé à une *Pulmonie* tuberculeuſe.

8°. Il n'y a preſque point de reſſource, ſi la *Pulmonie* eſt venue à la ſuite d'une vie paſſée dans la débauche & l'intempérance, parce que les ſucs nourriciers ſont extrêmement viciés, & que le malade a peu de forces à oppofer à une maladie auffi formidable.

9°. Les crachats écumeux à la fois & purulens, annoncent que la maladie eft fans reffources.

10°. La *Pulmonie* qui naît de l'empyême, eft incurable, parce que le poumon a fouffert un trop grand délabrement, une déperdition de fubftance trop confidérable, & que d'ailleurs l'ulcère eft trop étendu.

11°. Un poitrinaire eft à-peu-près défefpéré, lorfqu'il furvient une fièvre aigue, une péripneumonie, une fièvre putride, intermittente ; lorfque la colliquation du fang augmente, foit par des fueurs exceffives, foit par la diarrhée, l'hydropifie, une toux catarrhale abondante, des aphtes purulens, & une certaine douleur de gofier en avalant. Ce qui rend ces accidens auffi graves, c'eft la féchereffe du fang, dépouillé de la lymphe qui eft fon baume, & l'agitation extraordinaire du fang qui accélère la fuppuration & le marafme.

12°. Les perfonnes depuis long-tems attaquées de *Pulmonie*, & dont les hypochondres font élevés, ont déjà un pied dans le tombeau.

13°. Les faignemens de nez fréquens, mais modérés, prolongent ordinairement la vie des poitrinaires.

14° La *Pulmonie sèche* (1) est incurable.

15°. Il y a moins de dangers

---

(1) Le caractère de cette sorte de *Pulmonie* est d'amèner insensiblement le dépérissement de la machine, en la faisant passer successivement par tous les degrés de la consomption. Les malades ne sont jamais sans une fièvre lente, leur langue est belle ; ils ont du sommeil, de l'altération, des sueurs, assez d'appétit, très-peu de toux ; ils ne crachent point, vomissent sans efforts les alimens environ deux heures après les avoir pris, & ne rendent cependant que des eaux glaireuses & épaisses. Les selles qui sont dures & assez rares, ne contiennent rien de purulent ; en un mot, il semble que le poumon se soit fondu ; car il se trouve absobument desséché & flétri sans aucun vestige d'ulcère dans sa substance, ni dans celle du foie ou de tout autre organe.

pour un *Pulmonique* dont le
fang eft verfé périodiquement
par les vaiffeaux du poumon,
que fi le fang couloit lentement
& avec continuité, parce que
dans le premier cas, l'infiltra-
tion dans le tiffu cellulaire de
ce vifcère, eft moins facile &
moins fréquente.

16°. Un crachement de fang
occafionné par la plénitude &
l'érétifme des vaiffeaux eft moins
à redouter que celui qui provient de quelque vice du fang,
ou de fon intempérie.

17°. C'eft un bon figne lorfque les purgatifs font évacuer
une grande quantité de matières gluantes & âcres, fur-tout

ſi la poitrine des malades s'en trouve ſingulièrement ſoulagée.

18°. On peut regarder la guériſon comme prochaine, ſi les crachats, au lieu d'être de diverſes couleurs , fétides , gluans (1), ſalés & inégaux dans leur ſuperficie , deviennent unis, tranſparens, ſans odeur , inſipides ; s'ils ſortent (2) aiſément ; & ſi lorſqu'on les a placés ſur des charbons ardens ; ils exhalent une odeur d'un caractère (3) particulier à cet état de la poitrine.

____

(1) Vid. BENNET, Theatr. tabid. pag. 54 & ſeq.

(2) Vid. HERMAN. BOERRH. Aph. §. 1207.

(3) Vid. LIEUTAUD. Synopſ. Univerſ. Med. pag. 210.

G iv

19°. Les poitrinaires qui n'ont pas encore paſſé le premier période, guériſſent aſſez facilement.

20°. Ceux qui ont déjà atteint le ſecond degré, ont beſoin de tout l'art & de toutes les précautions poſſibles pour ne pas ſuccomber.

21°. Enfin les *Pulmoniques*, qui ſont arrivés au troiſième période, ont très-peu d'eſpoir ; il faut preſque un miracle pour les guérir.

TROISIÈME PARTIE.

Différences de la Pulmonie avec quelques maladies analogues.

JUSQU'A préfent j'ai traité des fymptômes & des caufes de la *Pulmonie* ; j'ai indiqué les caractères qui peuvent la faire connoître, & les règles d'après lefquelles on pourra prononcer fur les différens périodes qu'elle a parcourus ; mais dans le nombre des fymptômes que j'ai donné comme des fignes de la *Pulmonie*, il en eft qui lui font communs avec certaines maladies avec lefquelles elle a de l'analogie; on pourra s'en convaincre par la comparaison que je crois devoir établir entre ces maladies & la phtisie pulmonaire.

Le catarrhe, la fluxion de poitrine; telles font les maladies qui, réuniffant un certain nombre de fignes communs avec le *premier degré* de la *Pulmonie*, pourroient être confondues avec elle. Je vais entrer, à ce fujet, dans quelque détail (1).

---

(1) Dans le commencement de l'année 1782, j'ai vu beaucoup d'empâtemens du poumon qui fe trouvoit abreuvé & furchargé d'une quantité confidérable d'un mucus épais, jaune, quelquefois verd, fouvent fondu, avec une toux profonde & rauque, durant laquelle la tête fouffroit un peu.

1°. Le catarrhe a pour symptômes le dégoût, la bouche pâteuse & amère, des nausées, quelquefois le vomissement ; très-souvent de la fièvre, une toux forte qui amène des crachats épais ; une douleur grava

---

J'aurois été tenté de confondre avec les symptômes de la *Pulmonie*, ces accidens qu'une atmosphère très-humide peut enfanter dans toutes les saisons de l'année indistinctement, si les malades avoient eu la fièvre lente, s'ils avoient passé par les deux premiers dégrés de la *Pulmonie*, s'ils n'avoient pas eu des maux de tête continus, & si je n'eusse pas apperçu ordinairement des traces de bouffissure au visage, aux poignets, aux jambes ou au scrotum.

Le sénéka ou poligala de Virginie est d'une grande ressource dans cette maladie dont il triomphe promptement.

tive fur la région de l'eſtomac ;
le gonflement & la fenſibilité
de l'épigaſtre, quelquefois de
l'étouffement.

Dans la *Pulmonie*, au contraire, le dégoût eſt paſſager,
il y a même plutôt dépravation
que perte entière de l'appétit ;
ce n'eſt point à l'eſtomac, mais
au dos & à la poitrine, que ſe
fait ſentir la douleur gravative.
Les parties adhérentes à la région de l'épigaſtre n'éprouvent,
ni gonflement, ni ſenſibilité.
Dans la *Pulmonie*, le nez eſt
toujours ſec ; dans le catarrhe
c'eſt le contraire, la membrane
pituitaire eſt habituellement engorgée & abreuvée de muco-

sités. Dans le catarrhe, il y a,
dès le principe, fluxion d'humeur & expectoration ; au lieu
que dans la *Pulmonie*, la toux
commence par être sèche, &
l'est ainsi quelquefois pendant
plusieurs années : le catarrhe a
une durée limitée, il est rare
qu'il passe quelques semaines ;
mais la *Pulmonie*, dure quelquefois un plus grand nombre
d'années : de plus le siège n'est
pas le même ; dans le catarrhe,
c'est la luette, les amygdales,
la membrane pituitaire, le pha-
rinx ; dans la *Pulmonie*, c'est le
poumon & les bronches. Les
malades ressentent dès le commencement de la *Pulmonie*,

un poids, de l'oppreſſion, de la difficulté à reſpirer ; cela eſt très-rare, ſurtout dans le catarrhe chronique & invétéré. La toux des *Phtipiques* eſt foible dans le principe, & ne ſe fait entendre que par intervalles ; celle des catarrheux, au contraire, eſt très - violente & continue.

2°. Les ſignes de la fluxion de poitrine ſont le friſſon, ſuivi d'une fièvre accompagnée de beaucoup de chaleur ; une douleur de côté fixe & poignante, qui ſe fait ſentir, tantôt à la partie latérale de la poitrine, tantôt au ſternum, d'autres fois dans le dos ; des crachats enſan-

glantés ; la respiration très-difficile, une toux fréquente &
déchirante.

Dans la *Pulmonie*, les malades n'ont ni frisson, ni fièvre
considérable ; la douleur de
poitrine n'est pas pungitive, elle
est sourde & obscure ; la respiration n'est pas à beaucoup près
aussi laborieuse, ni la toux aussi
déchirante.

3°. L'astme consiste dans une
grande difficulté de respirer ;
la respiration même ne se fait
qu'avec une espèce de siffle-
ment; lors de l'invasion de l'accès, qui arrive plus ordinairement la nuit., le malade perd
l'appétit, l'estomac est rempli

& tout diftendu par les vents, bientôt fes joues deviennent rouges, fon pouls s'élève, & il éprouve une fuffocation fi grande qu'il ne peut refpirer que de- bout, ou la tête très-elevée; il recherche avec empreffement un air frais; fon front & fon col font couverts d'une fueur abon- dante; il a de la toux, mais il ne rend que des crachats mouf- feux.

Dans la *Pulmonie*, il n'y a ni fuffocation, ni fifflement, le malade ne rend point de vents; loin de rechercher un air frais, fouvent il préfère un air épais, chaud & groffier; on ne voit point fur fon col & fur fon front

cette

fueur. L'afthme, d'ailleurs, revient de tems à autre, & dans l'intervalle des accès, l'afthmatique n'éprouve aucun accident fâcheux : le poitrinaire, au contraire, demeure toujours à-peu-près dans le même état, parce que les progrès de fa maladie fe font lentement & par degrès.

4°. L'hydropifie de poitrine eft accompagnée de foif, d'une toux le plus ordinairement fèche ; d'une douleur obfcure & gravative, qui a fon fiège dans le diaphragme, près le cartilage xiphoïde ; le pouls eft ferré inégal & intermittent ; la fièvre augmente & quelquefois eft précédée de friffons ; la toux

H

devient & plus fatigante, & plus rapprochée; les malades ne peuvent respirer, ils disent qu'ils étouffent; ils ne peuvent se coucher à plat, ni dormir autrement qu'assis; ils ont des palpitations, des foiblesses, des douleurs de reins; les urines viennent en petite quantité, elles sont briquetées; enfin les jambes, le scrotum, la poitrine & les bras deviennent bouffis & œdémateux.

Les *Pulmoniques* ne sont pas tourmentés de la soif; leur pouls n'a ni inégalité, ni intermittence; ils n'éprouvent ni les frissons, ni une fièvre aussi forte; le mouvement de la respiration s'exécute plus librement ; ils n'ont point de palpitations, point de foibleſſes ; en dernier lieu, les jambes, le ſcrotum, la poitrine & les bras, loin d'être bouffis & œdémateux, perdent, au contraire, de leur embompoint, & ſe flétriſſent.

Ce parallèle rapidement tracé fait aſſez connoître qu'il n'eſt pas même néceſſaire d'être très-exercé, pour ſaiſir les différences eſſentielles qui exiſtent entre ces maladies, différences exprimées de la manière la plus poſitive & la plus claire, par le rapprochement & la comparaiſon des ſymptômes propres à chacune d'elles.

Maladie qui donnent naiſſance à la Pulmonie.

Les maladies qui peuvent donner naiſſance à la *Phtiſie*, ſont en grand nombre. Ce ſont toutes celles qui ſe terminent par une grande fonte d'humeurs; celles dont la matière critique ſe dépoſe primitivement ſur la poitrine ; celles enfin dont la criſe eſt imparfaite : en effet, on conçoit ſans peine que des humeurs qu'une ſorte de coction a rendues plus mobiles, peuvent ſe déplacer avec faci lité , & ſe fixer quelquefois ſur le poumon; le catarrhe, les fluxions , les rhumatiſmes , la goutte , les dartres , les fièvres putrides , les ulcères anciens ou d'autres écoulemens habituels supprimés ; *l'hémoptyfie* , le fcorbut , les écrouelles , &c. &c. Voilà les maladies à la fuite defquelles on voit journellement la *Pulmonie*. fe déclarer.

Je n'entrerai cependant dans aucun détail à leur occafion , cela me meneroit trop loin , & me feroit excéder les bornes étroites dans lefquelles je me fuis renfermé : ceux qui aiment les détails , peuvent confulter , fur cette matière , l'Ouvrage de *Morton* , Edit de Venife 1733, pag. 65 & fuivantes.

QUATRIEME PARTIE.

Curation de la Pulmonie.

NOTIONS PRÉLIMINAIRES.

Nous avons peu de Traités particuliers fur les maladies du poumon ; & dans le petit nombre de ces Ouvrages, il n'en eſt aucun qui ne laiſſe beaucoup à deſirer. Les écrits de Morton & de Bennet font à-peu-près les feuls que l'on diſtingue. Tous deux méritent aſſurément de grands éloges, quoique l'on puiſſe leur reprocher le défaut de méthode, foit dans la deſcription des symptômes de la *Pulmonie*, soit dans l'exposition claire des différentes indications à remplir. Le premier (Morton) pour avoir divisé & subdivisé son Ouvrage presqu'à l'infini, a affoibli & noyé des distinctions essentielles sur lesquelles il n'a point suffisamment insisté. j'en excepterai néanmoins les trois Chapitres où il traite de la curation de la Phtisie : ces trois Chapitres sont autant de chef-d'œuvres. Le second a semé çà & là des règles & des préceptes très-utiles, mais décousus & sans liaison. Cependant la méthode & une distribution faite avec discernement

guident la mémoire du Théo-
ricien, & lui rendent l'étude
plus aifée ; elles font, avec
l'expérience, la bouffole du Praticien ; c'eft le fanal qui éclaire
fes pas dans la recherche de
caufes quelquefois obfcures ;
c'eft enfin par fon moyen que
les Médecins peuvent s'entendre réciproquement, & fe com-
muniquer leurs idées, en par-
tant d'un principe, d'un point
ou d'une diftinction avouée de
chacun d'eux : & qui ne fait que
c'eft à cet efprit d'ordre qui
caractérife notre fiècle, que
nous fommes redevables du progrès des Sciences & des Arts. Je
fuis intimement perfuadé que

le

le défaut d'une bonne méthode a nui jusqu'à présent aux découvertes sur la manière de combattre avec plus de succès la *Pulmonie* : il paroît en effet que (si l'on excepte Morton) tous les Auteurs qui en ont traité, ont confondu tous ses tems & tous ses périodes, dont ils n'ont pas assez senti l'importance, soit pour établir le diagnostic de la *Pulmonie*, soit pour travailler à sa cure.

On ne sera donc plus étonné de voir des Auteurs vanter comme spécifiques certains remèdes que d'autres regardent comme nuisibles, s'ils pouvoient s'appercevoir. Autéurs, que tel remède salutaire dans un période de la *Pulmonie*, pouvoit devenir insuffisant, ou même contraire dans tel autre. C'est donc la connoissance de l'à-propos, déterminée par une méthode claire & facile à saisir, qui manquoit à chacune de ces personnes.

Pour procéder avec méthode dans cette quatrième Partie, qui est la plus importante de mon Ouvrage, voici le plan que j'établis : premièrement, j'exposerai sous le titre de *Prophylactique*, la suite des moyens propres à prévenir la *Pulmonie* ; je détaillerai ensuite la méthode curative indiquée dans les différens périodes de cette maladie ; je finirai par un court exposé des indications curatives, propres aux complications les plus fréquentes de la *Pulmonie* avec d'autres maladies.

Sans doute, on me pardonnera de ne point passer ici en revue tous les remèdes qui ont été imaginés jusqu'à ce jour ; je me propose seulement de rappeller ceux qui ont joui d'une certaine célébrité, & qui ne font pas dépourvus de quelque vertu ; j'y joindrai la manière de composer, ou d'employer ces remèdes, & les circonstances où ils pourront être utiles. Mais tous ces détails seront rapportés à la fin de l'Ouvrage, avec la notice des autres compositions médicinales, que je crois être convenables dans les différens cas qui seront décrits.

Prophylactique, ou Moyens préservatifs de la Pulmonie.

Il est de la prudence, du devoir même des parens, sur-tout dans les familles où la *Pulmonie* est héréditaire, de veiller continuellement sur la santé des jeunes gens précoces, d'un tempéramment sanguin, de ceux dont le sang est bouillant, les passions vives, la conformation vicieuse, & qui mangent avec avidité; des jeunes demoiselles, dont les joues sont colorées d'un rouge trop vermeil & trop éclatant ; de tous ceux qui sont sujets aux saignemens de nez, ou à l'hémoptysie ; ces derniers doivent être saignés tous les six mois jusques à un certain âge, pour parer aux inconvéniens de l'érétisme & de la pléthore. On leur donnera huit ou dix jours par mois des bouillons de mou de veau , & quelque ptisane adoucissante & pectorale. On ne leur permettra pas l'usage des liqueurs , du café , du punch, du chocolat , des pâtisseries , des ragoûts , des viandes noires & indigestes, des sucreries : ils devroient ne boire

I iij

que de la bière légère. Au reste, leur régime doit varier suivant l'âge, le sexe, le tempérament & les facultés de chacun d'eux. Il faut veiller à ce qu'ils aient toujours les pieds secs & chauds & la poitrine couverte ; il faut les accoutumer à ne pas se tenir courbés, & à bien effacer les épaules : on leur facilitera l'exercice du cheval, la promenade à un air frais, sur les bords d'une rivière, ou dans les prairies, surtout le matin, ou le soir avant le coucher du Soleil. Les jeux de balle & de volant leur seront permis ; ceux de la course, de la corde, de l'escarpolette leur seroient nuisibles.

On veillera avec un soin particulier à ce que les enfans n'éprouvent point une émission précoce & forcée de semence avant l'âge de puberté ; la nature alors occupée du développement des organes de la respiration & de la voix, & de l'accroissement de tout le corps ne pourroit suffire à tant de pertes. Que leurs tables soient assez hautes, afin qu'ils ne soient pas obligés d'avoir le corps courbé en travaillant : qu'elles ne le soient pas trop, de crainte que leurs épaules ne prennent une conformation vicieuse : que leur étude soit variée, il faut cependant la leur rendre agréable : que toutes les repréfentations que la légèreté de leur âge rendra néceffaires, foient mêlées de douceur & d'aménité.

Il eſt des pays où l'on fait porter des *corps baleinés* aux enfans de l'un & de l'autre fexe, jufques à un âge fouvent fort avancé ; cette habitude eſt pernicieufe, elle gêne étonnamment le développement du poumon ; elle déprime les côtes, allonge & refferre la poitrine. Il feroit à defirer que l'on pût fubftituer à nos habits françois des robes longues & larges, femblables à - peu - près à celles qu'ont coutume de porter les Orientaux ; tel a été, dans tous les tems, le vœu formel de la Faculté de Médecine de Paris.

On ne souffrira pas que les jeunes gens parlent trop long-tems, à haute voix, qu'ils pouffent des cris aigus & perçans; on leur défendra les inftrumens à vent.

Les Maîtres de Mufique Vocale qui montreront à de jeunes demoifelles dont la poitrine eft foible, auront une attention continuelle à ce qu'elles ne forcent point leur voix; qu'elles ne prennent point d'intonations trop hautes; que les leçons ne foient pas trop longues; & que les phrafes de Mufique foient aſſez courtes pour ne pas trop fatiguer leurs élèves.

La diète blanche & les farineux ſeront très-utiles (1), je voudrois que le matin & le ſoir, on donnât aux enfans , & en général , aux perſonnes qui peuvent avoir beſoin des ſecours de la *Prophylactique* , un potage de farineux préparés au lait. Cette nourriture eſt de facile digeſtion; elle tempère l'ardeur du ſang ,

---

(1) Il ne ſera pas inutile d'obſerver que les farineux verts ſont en général de difficile digeſtion; les petits pois , par exemple , les haricots , les fèves , &c. &c. qui paſſent très-bien lorſqu'ils ont acquis le degré de maturité convenable, pèſent ſur l'eſtomac & ſ'empâtent, ſ'ils ne ſont pas ſuffiſamment ſecs & mûrs.

& corrige la difposition acrimo-nieufe des humeurs.

Le détail de ces moyens pa-roîtra peut-être minutieux : je conviens qu'ils occafionnent un certain affujettiffement qui exige de la patience ; mais quand il s'agit de prévenir une maladie auffi rebelle, il n'y a pas de précautions qui ne méritent l'at-tention la plus férieufe, furtout fi, bornées à la bonne difpen-fation du régime, elles excluent toute efpèce de médicament.

Méthode curative de la Pulmonie.

Les indications générales pour la guérifon de la *Pulmonie,* font 1°. d'adoucir l'âcreté du fang & des humeurs ; 2°. de modérer la tenſion & l'irritation contre nature du poumon ; 3°. de diminuer l'épaiſſiſſement de la mucoſité qui le ſurcharge ; 4°. d'évacuer le pus ; 5°. de déterger l'ulcère, & de le cicatriſer.

Mais comme l'état du poumon n'eſt pas le même dans les trois périodes de la *Phtiſie*, il eſt évident que les moyens curatifs doivent varier ſelon les divers degrés des affections de ce viſcère.

Au *premier période*, il exiſte ſimplement dans le poumon un amas, une congeſtion d'humeurs

épaiffies, & quelques tubercules. (1) Les accidens principaux
qui en réfultent, font la féchereffe de la poitrine, l'infomnie,
une petite toux fèche, une
chaleur confidérable dans toute
l'habitude du corps : auffi les
indications à remplir pour lors,
font de modérer la chaleur du
fang, d'affouplir le tiffu du poumon, & d'adoucir l'acrimonie
monie des humeurs.

Les malades, que de petites
toux fèches, fuivies de l'expectoration d'un fang vif, rouge,

____

(1) A moins que l'état morbifique du poumon, ne foit dû à une hémoptyfie ; dans ce
dernier cas, le poumon fe détruit quelquefoiss,
fans qu'il recèle des tubercules.

clair, écumeux, menacent de la *Pulmonie*, auront recours aux moyens suivans : 1°. les lavemens anodins & rafraîchissans : 2°. les bains de pieds : 3°. la saignée (1) du bras faite avec réserve, mais plus ou moins souvent répétée, suivant l'exigence des circonstances : 4°. une diète sévère : 5°. le repos & le

---

(1) Les Médecins doivent s'attendre à voir leurs conseils heurtés de front par des personnes de toutes les conditions, ainsi que je l'ai quelquefois éprouvé : il subsiste, surtout relativement à la saignée, un préjugé qui les mettra souvent dans l'impossibilité de tirer de ce moyen efficace dans le premier période, & sur-tout lors d'une simple disposition à la *Pulmonie*, tous les avantages que l'on auroit lieu d'en espérer.

silence le plus absolu (1) : 6°.
l'application des sang - sues à la

---

(1) Je connois un vieillard de 77 ans, sujet depuis l'âge de 30 ans à des vomissemens spontanés, & en quelque sorte périodiques, d'un sang clair & écumeux, à la suite d'une légère toux : (circonstances qui indiquent clairement que le sang vient de la poitrine) ce vieillard célibataire, s'étant assuré par sa propre expérience, de la grande utilité du silence pour modérer & même faire cesser ces vomissemens, a pris le parti d'écrire heure par heure tout ce dont il peut avoir besoin : ce tableau détaillé & bien circonstancié est entre les mains de son domestique, & lorsque son vomissement de sang survient, il se met dans le lit, & y reste un, deux ou trois jours sans proférer une seule parole, jusqu'à ce qu'il ne crache plus du tout de sang.

En général, l'expérience m'a appris que, soit dans le cas *d'hémoptysie*, soit dans celui de véritable ulcère au poumon, un silence vulve, ou à l'anus, fi le crachement de fang fuccède à l'abfence du flux hémorroïdal ou menftruel. 7°. Le bouillon fuivant :

Dans une pinte d'eau de riz, faites bouillir, durant un quart-d'heure, douze grenouilles auxquelles on coupe la tête, on enlève la peau, & dont on jette les entrailles ; paffez & ajoutez un verre de lait d'amandes; enfin mêlez une once de firop d'ortie.

---

abfolu joint au repos, à une diète févère, & à une boiffon légèrement aftringente, eft très-propre à favorifer la réunion des parties ouvertes.

On

On prend tous les quarts-d'heure une petite demi-tasse de ce bouillon.

Le soir, un somnifère, quatre grains de pilules de cynoglose, par exemple, ou le julep, n°. 25.

Lorsque le crachement de sang n'existe plus, je fais substituer au bouillon, précédemment décrit, la décoction blanche de codex, dont on prend une demi-tasse chaque demi-heure.

Au bout de huit jours de l'usage de la décoction blanche, je conseille ordinairement aux malades les fumigations n°. 30 & n°. 31, & je remplace la décoction blanche par la ptisane

K

n°. 32, dont ils prennent un verre alternativement avec le bouillon de mou de veau, n°. 17.

On ne donnera du bouillon, que lorsque l'affluence du sang sera diminuée, & de trois en trois heures.

Si le malade éprouve de l'irritation, elle peut être calmée par le julep, n°. 23.

La saignée au pied est quelquefois plus nécessaire que celle du bras, lors surtout que l'on a lieu de soupçonner la plénitude, ou l'embarras des ramifications de la veine-porte, & lorsque l'hémoptysie succède aux évacuations menstruelles ou hémorroïdales supprimées.

Si la toux sèche, ou en général, l'irritation de la poitrine, cause ordinaire de la *Pulmonie*, provient évidemment d'une humeur répercutée, ou de la suppression d'une évacuation humorale habituelle, il ne faut point hésiter à ouvrir un cautère, qui servira d'égoût à cette humeur errante & déplacée. Le malade fera sa boisson de l'eau sucrée ; de l'eau de gomme adragant avec le sucre rosat ; ou de l'eau de miel, s'il est resserré.

Si la toux est excessive & continue, pour remédier aux secousses qu'elle occasionne, on prendra du sucre d'orge , de la pâte de guimauve , du jus de réglisse , & surtout des tablettes pectorales du *codex* de Paris. Le jus de navets mêlé avec l'eau d'orge perlé & le sucre rosat, forme une boisson onctueuse, propre à assouplir le tissu du poumon & des bronches , & à modérer la toux.

A l'égard des purgatifs, Hipocrate les recommandoit à ses malades , il les ordonnoit même à des distances très-rapprochées; son intention étoit de détourner les humeurs, & de les porter du côté du bas-ventre. Mais de quelque poids que soit en Médecine l'opinion de ce grand homme, je ne puis l'adopter ici, parce que les purgatifs m'ont paru très-contraires dans chacun des trois périodes de la *Pulmonie*; cependant, comme une bonne digestion, & la perfection du chyle sont essentielles pour réparer les forces altérées, ou déjà épuisées de l'économie animale, on pourra y recourir, quand on sera convaincu que l'estomac est farci d'humeurs crues, aigres ou impures.

Les remèdes que la Pharmacie nous offre, ne sont pas suffisans pour opérer la guérison, même au premier degré de la *Pulmonie*; le choix de l'air, des alimens & des occupations du corps & de l'esprit, ont encore une grande influence fur la santé des malades.

Le choix de l'air eft de la plus grande importance ; un air trop vif ou trop épais, feroit également contraire aux *Pulmoniques*. Ils chercheront donc une habitation à mi-côte expofée au levant ou au midi, dans un pays traverfé, s'il fe peut, par une rivière, (1) & éloigné des eaux croupies & ftagnantes.

Le lait eft l'aliment le plus convenable au premier degré

______

(1) L'air humide n'eft avantageux qu'aux poitrinaires d'une conftitution bilieufe, & dans des tems chauds & fecs.

de la *Pulmonie* : les malades qu'il n'incommode pas, le prendront pur ou épaiſſi avec les farineux, le riz, le gruau, l'orge perlé, la ſemoule, le ſagou, le ſalep, la fécule de pommes de terre, connue dans le commerce ſous le nom d'amidon de ſanté ; la purée d'haricots rouges & les légumes ſucculens feront encore mis en uſage, ils ſe digèrent aſſez facilement.

Il y a du danger à ſe promener au ſerein, quand il fait du vent, ou qu'il tombe de la pluie.

Il ſera très-important d'avoir, dans tous le cours de la

Pulmonie, un soin particulier des forces de l'estomac.

Régime pour un *Poitrinaire* qui n'est encore qu'au premier degré de la *Pulmonie*.

Le matin, vers les six heures, on lui apportera dans son lit un demi-septier de lait sucré, ou édulcoré avec les syrops de Violettes, d'Erysimum, de Capillaire de Guimauve simple, ou de celui de Fernel, (qui en diffère par une vertu plus tonique, béchique & incisive, dues à sa composition particuliere).

Il commencera la journée par

par une petite promenade d'une demie heure.

A huit heures, il prendra un second demi-septier de lait, dans lequel il pourra tremper du pain.

A neuf heures, il montera à cheval, si le tems & la saison le permettent ; il ira toujours au petit pas, à l'ombre, si c'est en été, & reviendra vers les onze heures.

A midi & demi, le malade mangera un potage de farineux préparés au lait, & des œufs à l'eau, au lait, ou au bouillon, selon son goût.

Le dîner fini, il se livrera aux plaisirs d'une conversation

L

gaie & agréable. Il pourra se délasser par des amusemens qui ne fatiguent pas le corps & occupent peu l'esprit.

A trois heures, il montera à cheval jusques vers les cinq heures. Alors il boira encore un demi-septier de lait.

A huit heures, un potage de farineux au lait.

Il se couchera, au plus tard, à neuf heures & demie.

De tems à autre, il fera fondre dans sa bouche des pastilles faites avec la gomme arabique & le sucre.

En fait de pâtes béchiques, je n'en connois point de préférable à la pâte de guimauve des Dames de Mont-martre.

Entre les différens exercices de la journée, le malade boira quelques verres d'eau sucrée, ou d'eau de gruau.

On pansera le cautère deux fois par jour, le matin en se levant, & le soir avant de se coucher.

Il est nécessaire que les malades vivent dans le silence des passions, qu'ils se livrent à la gaieté, qu'ils recherchent une conversation amusante, & qu'ils portent habituellement sur la peau une camisole de laine fine.

La promenade à pied est le

plus simple & le plus commode de tous les exercices. Le meilleur tems pour se promener, est le matin à la campagne, & une heure avant le coucher du Soleil ; il faut éviter alors de parler, de marcher vîte & à l'opposé du vent. Il y a du danger à se promener au serein, quand il fait du vent, ou qu'il tombe de la pluie. L'équitation est très-salutaire ; il y a peu de poitrinaires qui ne la supportent, & ne s'en fassent même un plaisir : on en voit qui trop avancés dans cette maladie, pour pouvoir être guéris, néanmoins, tant que les agrémens de la saison leur permettent cet exercice, éprouvent, en s'y livrant, un foulagement fenfible dans leur état.

On ne fauroit donc trop re-commander l'équitation (1),

---

(1) Cet exercice eft peut-être le meilleur prophylactique de la *Pulmonie* ; il fortifie les parties fupérieures & fpécialement la poitrine, détruit les embarras tuberculeux des bronches, les fond & réfout ; il donne de l'énergie à la fibre du poumon. Enfin nous ne manquerons pas d'autorités à l'appui de ces affertions.

Le célèbre Sydenham avoit toujours dans fes écuries une vingtaine de chevaux qu'il prêtoit à fes malades.

Augérius, dont le pere & la mere étoient morts *pulmoniques*, voyant fes trois fœurs périr fucceffivement de cette maladie, dont il reffentoit déjà les atteintes, fe mit à voya-ger pour écarter une auffi trifte deftinée, & par cet exercice falutaire il arrêta les progrès de la *Pulmonie*.

G iij

(même au petit trot, si l'on peut le supporter), dans les différens degrés de la *Phtysie Pulmonaire.*

L'efficacité de ces moyens dans le premier degré de la *Pulmonie* , deviendra sensible par l'exemple suivant : (1)

Une Dame de vingt - quatre ans, grande, bien faite & ayant de l'embonpoint, mais qui avoit été toute sa vie sujette à des saignemens de nez, éprouva une

(1) Comme je n'ai jamais eu pour but de faire de cet Ouvrage un répertoire de guérison, & que je ne suis pas amateur de la prolixité, je me flatte que le Lecteur ne me saura pas mauvais gré si je me restreins à citer un petit nombre de cures.

petite toux sèche, avec chaleur dans la partie antérieure de la poitrine, senfibilité dans la région de l'épigaftre, douleur d'eftomac & infomnie. Son Médecin, foupçonnant que la toux étoit occafionnée par des humeurs âcres qui irritoient l'eftomac, employa d'abord les évacuans, puis les ftomachiques chauds, & enfin confeilla les eaux de Paffy. La malade en but près de trois cens pintes fur le lieu même ; mais il furvint un crachement de fang très-abondant avec fièvre, chaleur confidérable dans la poitrine, grande difficulté de refpirer, & des quintes de toux allarmantes.

Alors je fus appellé, je n'héfitai point de prononcer que le fiége de la maladie étoit la poitrine, & non l'eftomac. Mon premier confeil fut de quitter les eaux de Paffy ; j'ordonnai une faignée du bras, & j'envoyai chercher une cuillerée d'huile récente de graine de lin tirée fans feu, que je lui fis avaler en ma préfence. Le fang s'arrêta au bout d'une demi-heure : il reftoit encore de la toux, un peu de fièvre & de la difficulté à refpirer. Je tins la malade à une diète févère, & lui prefcrivis pour tout aliment du bouillon gras & du lait coupé avec deux parties d'eau d'orge perlé.

édulcorés avec le sucre rosat,
& pour ptisanne de l'eau sucrée.
Le soir, elle prit le calmant
n°. 24, qui lui procura un sommeil tranquille. Elle continua
ce régime pendant trois jours.
A cette époque, la fièvre dif-
parut ; mais la toux sèche sub-
sista, ce qui me fit prendre le
parti de mettre la malade à la
diète blanche, & au bouillon
de mou de veau, matin & soir.
Elle ne vécut pas d'une autre
manière pendant cinq semaines ;
& depuis plus de quinze mois,
elle ne souffre ni de la poitrine,
ni de l'estomac.

Les tubercules ayant pris de
l'accroissement, s'étant multi-

pliés, l'humeur qu'ils renfer-
ment, ayant par son séjour acquis de l'acrimonie, ayant produit de l'irritation & de la phlogose, il en résulte de la fièvre :
dans cet état qui constitue communément le *second période*
de la *Phtisie Pulmonaire*, les
moyens convenables sont les
délayans, les tempérans, les
mucilagineux, les incisifs doux,
les fébrifuges & les calmans.
C'est ici que les fébrifuges son
nécessaires pour modérer l'ardeur de la fièvre, qui irrite,
échauffe les tubercules, peut les
faire *travailler*, & produire des
exulcérations capables de pré-
cipiter très-rapidement le ma-

lade dans le troisième degré.
Quoi que l'expérience m'ait appris que le quinquina & les
autres fébrifuges ne détruisent
pas totalement la fièvre; cependant, quand elle revient par
accès, de tels paroxysmes font
un type particulier qu'il faut
attaquer puissamment : les fébrifuges administrés toutefois avec
prudence, pourront déraciner
cette fièvre, que l'on peut regarder alors, moins comme un
symptôme essentiel & primor-
dial, que comme un accident
qui complique la *Pulmonie*.

La saignée, à ce période,
est généralement contraire, parce
que, sans remédier à rien, elle

peut encore ajouter à l'affaissement de la machine.

Se reſtreignant donc à l'uſage
des moyens propoſés pour le
traitement du premier degré, le
malade boira le matin une chopine de petit lait, auquel on
ajoutera depuis un ſcrupule
juſqu'à un gros de ſel ſédatif de
Homberg.

Dans cet état de la *Pulmonie*,
où la fièvre eſt la plus ardente,
le lait pèſe, pour l'ordinaire,
ſur l'eſtomac, & les rapports
ou la diarrhée qu'il produit,
annoncent qu'il digère difficile-
ment. Il eſt donc aſſez rare que
l'on puiſſe en continuer l'uſage;
mais les bouilons de poulets,

de grenouilles n°. 18 , de mou de veau n°. 17 , &c. paſſent aſſez bien : on les emploiera ſimples , ou altérés par l'infuſion des plantes analogues à la bourrache & à la chicorée.

Les farines cuites au bouillon , formeront de bons potages pour le dîner du malade. Il uſera d'œufs frais de tems à autre ; il ſera modéré ſur l'uſage des confitures , des (1) compotes ; & parmi les fruits , il choiſira ceux qui ſont doux & fondans , & dont l'uſage ne pa-

____

(1) Je connois des Praticiens qui , dans ce cas , défendent les compotes & les confitures , parce qu'ils leur ont reconnu une tendance marquée à la fermentation & à l'aceſcence.

roîtra pas augmenter la fièvre de l'après-midi, ni déterminer des rapports aigres, nidoreux & des vents.

La boisson de l'après-dîner sera une dissolution de gomme adragant, ou de gomme arabique, dans l'eau de bourrache, avec un peu de sucre.

Un potage au lait, ou **au** bouillon, épaissi par les farines, dont nous avons déjà parlé, fera son soupé.

S'il est habituellement tourmenté d'insomnies, deux heures après ce léger repas, il prendra en se mettant au lit, le julep n°. 25, en une seule dose.

S'il n'y a pas de chaleur de

poitrine, ou une trop grande difpofition à cet état, on pla-cera ainfi les fébrifuges : on fera bouillir pendant quatre à cinq minutes, dans un demi-feptier d'eau de rivière, deux gros de quinquina choifi ; on y ajoutera alors huit ou dix fleurs de camo-mille romaine, ou deux pin-cées de fommités de marrube blanc ; on en fera deux taffes à donner l'une à fept, l'autre à dix heures du matin, tems où la fièvre eft dans fa rémiffion. On peut auffi donner le quin-quina en fubftance, mais uni à un incifif choifi & dofé fui-vant les circonftancer.

Il ne faut pas négliger les

fumigations aqueuſes & émollientes, plus praticables, plus
ſûres, & toujours plus avanta-
geuſes que les fumigations ſè-
ches, faites avec les réſines &
les baumes ; ſupérieures même
à celles de l'eſprit de vin, con-
ſeillées par quelques Auteurs.

On choiſit pour cette opération une cafetière de fayence,
pouvant contenir deux pintes
d'eau. On y met une ou deux
ſortes de plantes émollientes,
comme mauve, guimauve, mol-
lêne, tuſſilage, poirée, laitue,
avec autant de plantes réſoluti-
ues, comme ſureau, mélilot,
camomille, roſe rouge, lierre
terreſtre. On verſe dans un
vaſe

vase ces infusions bouillantes, dont le malade hume le plus de vapeurs qu'il lui est possible.

On aura soin d'entretenir, en été, dans la chambre du malade un air tempéré, & modérément humide ; un air trop chaud produit sécheresse, difficulté de respirer, ardeur de poitrine ; il donne aux crachats trop de tenacité. Si donc l'air de la chambre est trop sec, on placera à des distances convenables, des baquets remplis d'eau fraîche (1).

____

(1) Les bons Praticiens ne négligent point cette précaution dans les maladies aiguës, au milieu des grandes chaleurs de l'été.

M

Je n'ai pas, à l'égard de l'exercice & des dispositions morales, d'autres conseils à donner que ceux qui ont été déjà exposés dans le traitement du premier degré.

Les frictions sèches faites sur les jambes, avec des flanelles ou des brosses d'Angleterre, m'ont paru généralement pro-duire un effet très - salutaire dans le premier & le second période de la *Pulmonie*, en rappellant le sang & les humeurs du centre aux extrémités. C'est encore ici le cas des bains de pieds, qui ont été conseillés dans le premier degré.

C'est un fait confirmé par

l'expérience de nombre de Praticiens, que dans les grandes chaleurs de l'été, les poitrinaires se trouvent bien de faire une petite méridienne après le dîner.

Le *Pulmonique* est arrivé au *dernier période* de sa maladie : les tubercules ont *travaillé* ; ils sont ouverts ; les crachats sont purulens ; la poitrine se couvre de sueurs toutes les nuits ; il survient même de la diarrhée ; la maigreur est extrême ; cependant l'expectoration devenue plus libre, rend plus facile le mouvement alternatif de la respiration, & le malade un peu soulagé, conçoit de l'espérance.

Heureux s'il étoit plus fondé dans son espoir!

Quoi que l'on soit le plus souvent obligé de suspendre l'usage du lait dans le second degré, ainsi que je l'ai observé, à cause de l'ardeur excessive qui tourmente alors les malades ; néanmoins cette difficulté ne subsiste pes toujours jusqu'à la fin de la maladie, & l'on voit des *Phtisiques* qui le supportent encore au troisième période : mais il convient alors de le combiner de manière à ce qu'il procure de plus grands avantages que s'il étoit pur. On le donnera donc coupé avec l'infusion des plantes aromatiques, ou bien on mêlera une once d'eau de chaux, avec un demi-feptier de lait édulcoré par le fucre candi, pour une dofe que l'on réitérera deux ou trois fois dans la journée. comme l'on ne fauroit trop multiplier les boiffons adouciffantes, avec la précaution cependant de ne pas délabrer l'eftomac, il fera bon de donner dans les intervalles, deux ou trois des bouillons béchiques, n°. 17 ; fi les crachats font vifqueux, pour rompre leur tenacité, on donnera dans la journée, deux ou trois verres de la compofition n°. 26, fi les malades reffentoient une grande féchereffe à la gorge, on y remédieroit par les tablettes, n°. 27, les boiffons émollientes que j'ai déjà indiquées, & par les fumigations du même genre.

Ainfi le traitement & le régime convenables dans cet état fâcheux, diffèrent peu de ceux que j'ai confeillé pour le deuxième degré. J'ajouterai au fujet du quinquina, qu'il eft particulièrement indiqué ici, pour altérer & corriger la diathèfe putride des humeurs, produite par la réforbfion des matières purulentes ; & pour foutenir le ton de l'eftomac, & celui de la fibre qui tombe dans l'affaiffement ; mais ce remède doit être

donné à des doses foibles &
souvent répétées. On peut se
servir avec succès du quinquina
acidulé avec les gouttes ano-
dynes d'Hoffman, pour s'oppo-
ser à la putrescence des humeurs. Morton conseille dans
les cas de diarrhée, de mêler le
quinquina avec partie égale de
diascordium, & de donner chaque jonr, à diverses reprises,
un gros de ce mélange. Par
l'usage de ce remède, je crois
avoir prolongé pendant plusieurs
années la vie de quatre poitrinaires, qui étoient prêts à succomber quand ils en ont com-
mencé l'usage.

C'est encore ici le lieu de

placer les acides, que l'analogie seule m'a déterminé à adminiftrer dans la *Pulmonie*; je les ai cru néceffaires pour combattre certaines diathifes exceffivement putrides.

Plufieurs de mes Confrères en ont obfervé de bons effets, & m'ont affuré avoir guéri par leur moyen des Poitrinaires qu'ils croyoient fans reffources. Chriftianus Mentzelius rapporte qu'un Eccléfiaftique attaqué d'un ulcère à la poitrine, & condamné par les Médecins, guérit néanmoins par l'ufage des eaux acidules & martiales de Freinwalde. Vid. act. nat. curiof. ann. 4 dec. 11, obfervat. xvii, pag. 48.

De

De Haën recommande auſſi les acides ; j'ai étudié leurs effets, & je crois m'être convaincu qu'ils ſont nuiſibles dans les deux premiers degrés de la *Pulmonie*, & qu'ils peuvent tout au plus convenir dans un très-petit nombre de circonſtances, lorſque, par exemple, il ſe fait un reflux de matière purulente dans le ſang.

A ce degré, la ſaignée eſt dangereuſe, & ſi on ſe la permet quelquefois, c'eſt dans le cas d'accidens graves, comme une hémorrhagie, qu'il faut néceſſairement réprimer par une dérivation prompte.

Enfin, comme la diarrhée

N

qui furvient ordinairement à ce
période , en paroiffant diminuer
l'oppreffion , ne laiffe pas d'augmenter de plus en plus l'épui-
fement du malade , il eft effen-
tiel de chercher à modérer l'a-
bondance de cette évacuation ,
en évitant toutefois les moyens
capables de la fupprimer tout-
à-coup : le fyrop d'ortie , ou
celui de grande confoude dans
l'eau de riz , produira , à cet
égard , l'effet defiré. Si la diarrhée eft accompagnée d'ardeur
à la poitrine , ou aux entrailles , on acidulera légèrement
cette boiffon avec l'acide nitreux.
Je préfère cet acide à l'élixir de
vitriol , recommandé par quel-

ques Auteurs, parce qu'à sa qualité aftringente, le premier réunit une vertu rafraîchiffante & diurétique, indiquée dans cette circonftance. L'efprit de fel dulcifié pourroit y être fubftitué avec d'autant plus d'avantage, que l'acide eft réellement adouci par l'efprit de vin qu'on y a combiné.

Il arrive prefque toujeurs que vers la fin du troifième degré, les malades ne peuvent pas même prendre du bouillon, fans qu'il faffe poids, qu'il augmente la difficulté de refpirer, fans que la fièvre s'allume : on parera à cet accident par le mêlange de quelque peu de jus de citron avec les bouillons.

Il ne suffit pas d'adoucir, d'incifer, de calmer, dans une circonftance où l'éxulcération du poumon doit infpirer les plus vives allarmes : il eft encore important d'employer les déterfifs avec prudence, & de s'occuper fpécialement de la cure radicale de l'ulcère. Les remèdes que je préfère, font l'eau de chaux, n°. 3, les pilules de Morton, n°. 22, les pilules de térében-thine, n°. 10, les fumigations vulnéraires, n°. 28.

A tous ces moyens, que la diète & la Pharmacie nous préfentent, on peut joindre d'autres fecours tirés des opérations de la Chirurgie.

Un cautère eft ici de la plus urgente néceffité : on le pratiquera affez grand, pour qu'il puiffe contenir plufieurs pois d'iris.

Un célèbre Médecin d'Italie, propofe de chercher à s'affurer par des moyens rationels, du lieu où eft fitué l'ulcére dans le poumon ; d'y pratiquer une incifion ; d'y faire des injections vulnéraires & déterfives, & d'y introduire des tentes. (1) Son

____

(1) *Phtifis ab ulcere pulmonum, vulgò pro incurabili derelinquitur, eo quia, ut aiunt,*

conseil, que l'on pourroit suivre dans quelques circonstances, malgré les difficultés qu'il présente dans l'exécution, a eu pour base une observation curieuse, dont l'Histoire Chirur-

---

tale ulcus internum est & occultum, nec ut alia ulcera mundificari, & à pure abstergi potest; sed quare non id agunt Medici ut investigent ulceris situm, eoque detecto sectionem inter costas instituant, ut medicamenta introduci possint, rationem sanè non agnosco? Elapso septennio cùm essem Patavii, vir quidam accepit vulnus in dextrâ thoracis parte ad pulmonem usque penetrans; quod vulneris genus quamvis lethale sit, Chirurgus tamèn solertissimus sectionem inter costas fecit per longitudinem ferè sex digitorum, ut situm vulnerati pulmonis detegeret; eo igitur detecto per vulneraria stringationibus, & turundulis introducta, elapsis duobus mensibus perfectè cicatrisavit. « Vid. Ba-GIIVI, lib. II, pag. 229.

gicale, nous a depuis fourni d'autres exemples. Je vais rapporter fucceffivement quelques-uns de ces faits, qui ajoutent à nos connoiffances fur l'hiftoire & la cure de la *Pulmonie* :

Un Chirurgien très-habile, appellé pour une bleffure pénétrante dans la poitrine, bleffure qui avoit endommagé le poumon, voyant que la mort de fon malade étoit certaine, imagina de faire, dans l'intervalle des côtes, une fection de la longueur de fix'travers de doigts, & de panfer la plaie méthodiquement : cette opération hardie réuffit complettement.

On voit dans Fabrice de

N iv

Hilden, qu'une partie du poumon qui fortoit par une plaie faite à la poitrine, fut coupée avec un fer chaud, & qu'enfuite le malade guérit parfaitement. *Vid. Guliem. Fabric. Hildan. op. Francof. 1646.*

De Blégny rapporte que le fils de M. de la Genevraye, Gentilhomme d'une très-grande confidération, reçut en 1670, un coup d'épée dans la poitrine, entre la quatrième & la cinquième des vraies côtes, au-deffous & à côté du teton; que la plaie fut panfée méthodiquement, & cicatrifée; & qu'au moyen des évacuations purulentes qui fe firent par cette plaie, le jeune de la Genevraye, qui étoit *Pulmonique* déſeſpéré, recouvra entièrement la ſanté. *Voy. de Blégny, Nouv. Découv. ſur toutes les part. de la Médecine, Paris, 1679, in 12.*

Il paroît évident, par l'expoſé de ces faits, que les ulcères du poumon ne ſont pas toujours auſſi incurables qu'on le penſe : il eſt vrai que l'ulcère du poumon, qui eſt formé au troiſième degré de la *Pulmonie,* eſt plus dangereux que les ulcères produits tout-à-coup par une cauſe externe, par rapport à la dégénéreſcence des humeurs, à leur acrimonie, & à l'affoibliſſement univerſel du malade.

Qu'il me soit encore permis de rapporter une observation propre à confirmer l'utilité du régime & celle du traitement que j'ai proposé pour le troisième degré.

Une demoiselle de trente-trois à trente-quatre ans, d'une constitution foible & délicate, étoit attaquée depuis dix-huit mois de la Phtisie. Pendant ce tems, elle avoit pris successivement les Conseils de plusieurs Chirurgiens qui avoient fini par l'abandonner. Depuis deux mois le poumon s'étoit ulcéré, elle crachoit une grande quantité de pus mêlé de sang. Alors on me manda. Je trouvai la malade

dans un état de maigreur extrême ; tourmentée d'une insomnie presque perpétuelle ; avec
de la diarrhée , des crachats purulens & teints de sang , des
sueurs nocturnes , principalement à la région de la poitrine ,
& une gêne considérable dans
la respiration.

Aussi-tôt je fis ouvrir au bras
un cautère assez large pour contenir deux pois d'iris , mis le
malade à la diète blanche & au
bouillon de limaçons & de grenouilles pour tout aliment ; (elle
prenoit deux de ces bouillons
par jour) les quatre premiers
jours, elle prit toutes les heures,

quelques cuillerées de la décoction blanche de Sydenham.

Sa ptifane étoit de l'eau de riz, avec du fucre candi, ou du fucre rofat.

Elle prit pendant huit jours, le foir avant de fe mettre au lit, quatre onces d'eau de riz édulcoré avec deux gros de fucre, & acidulé agréablement avec l'acide nitreux.

Je lui prefcrivis par jour fix pilules de térébenthine, n°. 10, dont deux le matin, deux à midi & deux le foir.

Elle coupoit de tems à autre, fon lait avec de l'eau de chaux, & prenoit de deux jours l'un, demi-gros de quinquina en pilules, du pois de dix grains.

Les accidens diminuèrent par degrés, néanmoins elle continua ce traitement pendant trois mois ; ensuite elle partit pour la campagne où elle prit matin & soir seulement, le lait de vache coupé avec l'eau d'orge perlé & le sucre candi.

Ces moyens ont suffi pour lui rendre la santé : elle continue de vivre dans cet heureux état depuis plus de deux ans.

COMPLICATIONS

LES PLUS ORDINIRES

DE LA PULMONIE.

LA *Pulmonie* se trouve assez communément compliquée avec diverses maladies, entr'autres l'asthme, le catarrhe, les vices scrophuleux, rachitique, vénérien, scorbutique, & les vapeurs. Chacune de ces complications a des signes particuliers, à raison de la cause complicante, & elle exige, ou un traitement différent, ou du moins des modifications dans le traitement.

De la Pulmonie compliquée avec l'Asthme & le Catarrhe.

L'asthme est de deux sortes, ou sec, ou humide. Le sec, ou convulsif, tient à l'irritation des nerfs propres aux organes de la respiration, & cette irritation peut être accompagnée de phlogose, serrement de poitrine, & engorgement, ou avoir lieu sans aucune de ces circonstances. L'humide est produit par un suintement pituiteux, ou un engorgement glaireux habituel de la membrane des bronches, ou du poumon, & c'est là véritablement le catarrhe chronique. L'oppression, la difficulté de respirer ont lieu dans ces deux maladies ; mais il n'y a pas d'excrétion pectorale notable, dans le premier ; tandis que l'expectoration abondante de glaires de différentes couleurs & densités caractérise le second.

Les anodins, les rafraîchissans, les émulsifs, les farineux, les acidules même, les mucilagineux fades ou sucrés pris en boisson, en lavement, en opiats, en tablettes, &c. conviennent dans la *Pulmonie* compliquée avec l'asthme sec.

Si l'asthme humide est joint à la *Pulmonie*, il faut des béchiques incisifs, par exemple, les

les pilules de morton, les eaux sulphureuses naturelles ou imitées, celles de Cauteretz, de Bonnes, ou autres, le baume de soufre à dose modérée. Le sénéca ou polygala de Virginie convient dans cette circonstance plus que dans toute autre complication de la *Pulmonie* ; ou l'emploie dans la proportion d'une demi-once pour une chopine de décoction, dont on fait prendre deux onces toutes les heures.

De la Pulmonie compliquée avec le virus Scrophuleux.

Il est d'autant plus ordinaire de voir la complication de la

Pulmonie avec les écrouelles, que cette dernière maladie seule suffit pour engendrer la première. En effet le caractère de l'affection scrophuleuse est de gonfler & durcir les glandes, surtout les lymphatiques ou conglobées ; or, on sait que ces glandes occupent non - seulement les parties latérales du col, mais qu'elles font encore situées dans la poitrine & au bas - ventre, le long des gros vaisseaux. Elles pénètrent même le tissu du poumon dans la première, & l'interstice des lames du mésentère, dans la seconde de ces cavités ; de-là vient que l'asthme, la *Pulmonie*, le carreau, font ordinaires aux malades attaqués de fcrophules.

Soit donc que la *Pulmonie*, produite chez un fujet, par toute autre caufe, acquierre de l'intenfité par la qualité fcrophuleufe des fucs qui abreuvent l'organe de la refpiration, ou qu'elle foit uniquement l'effet des fcrophules ; on la nomme communément *Pulmonie Scrophuleufe*. Cependant, quand il y aura un caractère capable de faire diftinguer parfaitement l'une & l'autre de ces deux circonftances, il fera plus naturel de les défigner, l'une par le nom de *Pulmonie compliquée de fcrophules*, l'autre par celui de

Pulmonie scrophuleuse. Au reste, ce caractère tient à un concours si variable de circonstances, qu'il est impossible de rien établir de fixe dans un traité général sur cette matière.

Quoi qu'il en soit, on peut regarder comme très-difficile la cure de la complication dont il s'agit. L'affection scrophuleuse est presque toujours fort ancienne & trop inhérente à l'individu, pour que l'on réussisse à la détruire, surtout quand elle complique une maladie déjà grave par sa nature, & qui contre-indique les fondans mercuriaux, salins, savonneux, antimoniaux, qui opèrent quelquefois avantageusement dans le cas d'écrouelles simples. Il est plus sage alors de suivre uniquement les indications que présente l'état actuel de débilité, phlogose, érétisme, &c. de la poitrine.

Dans la *Pulmonie*, dite scrophuleuse, la phlogose & l'érétisme ne se rencontrent tout au plus que passé le premier degré. Les fondans dont je viens de parler, conviennent ici. Les eaux de Bonnes, de Cauterets, du Mont d'Or, celles même de Montmorency ; les préparations de soufre ; le fondant de Rotrou ; les pilules de ciguë ; l'aquila alba ; le vin ou le syrop

anti-scorbutique font indiqués ;
ils peuvent procurer beaucoup
de foulagement au malade, &
je les confeillerois en ce cas
avec la plus grande confiance.

De la Pulmonie compliquée avec le rachitis, ou la noueure.

Cette affreufe maladie, dont
l'effet eft de nuire à la bonne
conformation des os, étrécit ordinairement la capacité du thorax
à tel point, que les poumons
n'y peuvent prendre de l'ac-
croiffement que d'une manière
très-difficile. Les perfonnes qui
en font affectées, peuvent bien
ne pas éprouver toutes, les

fymptômes de la *Phtifie Pulmo-naire* ; mais perfonne ne difcon-viendra qu'elles y font très-expofées , & l'expérience en fait foi.

Ce n'eft pas quand le premier degré eft paffé , qu'il faut efpérer une guérifon radicale. L'art de guérir employé à tems & bien dirigé , peut tout au plus éloigner l'accident fatal , & mettre les rachitiques dans le cas d'éprouver plus tard les langueurs de la *Pulmonie*.

Un air pur & modérément vif ; une grande fobriété ; un régime très-doux, la diète blanche furtout ; un exercice en plein air qui mette tout le corps en mouvement ; l'équitation ; la liberté habituelle du ventre ; voilà succintement les précautions au moyen desquelles plusieurs personnes très-incommodées des effets du rachitis , ont étendu leur carrière au-delà du terme ordinaire à ceux qui négligent les mêmes secours.

De la Pulmonie compliquée avec le virus vénérien.

Si une personne dont la poitrine est foible , a été attaquée de la maladie vénérienne ; si elle n'en a pas été entièrement guérie ; s'il a reparu des symptômes après le traitement; s'il y

en

en a d'actuels, comme des migraines fréquentes & opiniâtres, des ophtalmies rebelles, des douleurs dans les os, des ulcères, des excroissances, des tumeurs, des suintemens d'un caractère suspect ; il n'y a pas à hésiter : on prononce que la *Pulmonie* est compliquée avec le mal vénérien.

Dans ce cas, le traitement commence par l'ouverture d'un cautère ; on emploie ensuite les mercuriaux sous la forme, à des doses & avec des précautions relatives au degré de la *Pulmonie*, & aux forces du sujet. Les mercuriaux corrosifs exigent la plus grande circons-

pection, & il faut surtout ici
se défier des remèdes d'Empiriques, prônés par un amour in-
discret de la nouveauté, une
présomption aveugle, & vendus
par l'ignorance ou la cupidité.

De la Pulmonie compliquée avec le scorbut.

L'apparition fréquente &
momentanée de pustules répan-
dues sur la peau, à la manière
du millet ; des taches bleuâtres,
principalement aux jambes ; le
crachotement abondant, surtout
le matin, avec expectoration,
d'un phlegme salé, fourni par
les amygdales ; les gencives mol-

laſſes , gonflées , bleuâtres, ſai-
gnantes, quelquefois avec ulcé-
ration & éroſion ; les laſſitudes
ſpontanées en ſe levant ; les
taches livides & violettes ſur
l'habitude du corps. Tels ſont
les ſymptômes de la complication dont il s'agit.

Les moyens qui conviennent
ſont les béchiques adouciſſans
& incraſſans, & les anti-ſcorbu-
tiques creſſon , bécabunga ,
cochléaria , bourgeons de ſapin, &c.

L'expérience a appris que le
lait n'eſt pas auſſi ſalutaire dans
la complication du ſcorbut avec
la *Pulmonie* , que dans les autres cas. On a éprouvé de ſalu-

taires effets du jus de navets, n°. 29, mêlé au suc de cresson.

De la Pulmonie compliquée avec les vapeurs.

L'affection vaporeuse se manifeste par le trouble des sensations & des idées, par une variété indéfinie de mouvemens extraordinaires, imprévus, irréguliers ; phénomènes souvent si bizarres, qu'il est impossible au génie le plus exercé d'en donner une raison tant soit peu satisfaisante.

Il existe cependant des causes générales d'après lesquelles on peut classer les affections de ce genre. Les unes dépendent uniquement des paſſions de l'ame : d'autres dérivent ſeulement des affections du corps ; celles-ci ont leur ſiége dans le ſyſtême nerveux en général , indépendamment d'aucune léſion des organes ; ou bien elles ſont l'effet de quelque maladie des viſcères.

Les accès vaporeux produiſent des ſecouſſes aſſez vives pour aggraver la *Pulmonie* , quand ils la compliquent, & mériter, par-là, une attention particulière. Je vais donc examiner quels ſont les ſignes qui indiquent cette maladie, &

P iij

quels peuvent être les moyens curatifs.

On reconnoît les vapeurs venant du moral affecté, au caractère, au penchant du malade ; au degré de sensibilité dont son ame est susceptible, à la nature des chocs qu'elle a pu subir ; au rapport de ces causes avec l'origine du mal vaporeux ; à l'absence des symptômes tenant aux lésions du corps ; à l'antériorité des premiers sur les autres, s'il en est survenu ; à l'ensemble de ces circonstances.

C'est dans la morale qu'il faut puiser des ressources contre ce genre de vapeurs. On sondera les difpofitions d'efprit ou du cœur, innées ou adventices chez le malade ; on éloignera de fa vue, de fa penfée, les objets qui l'attriftent ; on établira un concours de moyens propres à modifier, rectifier, diffiper les idées qui troublent le calme de fon efprit. Tel eft le plan général de conduite à tenir dans la complication dont il s'agit. Je ne fixerai ici aucun cas particulier, parce que l'on obferve à cet égard une grande variété dans les fymptômes, & que d'ailleurs chaque circonf-tance préfente des reffources dont, avec un efprit jufte, on pourra tirer avantage. L'hiftoire

P iv

suivante prouvera, & l'action des caufes morales fur le poumon, & l'utilité des fecours moraux dans cette maladie.

Une jeune demoifelle, fur le point d'époufer uu Officier qu'elle aimoit éperduement, en fut tout-à-coup féparée par des ordres du Miniftère, qui dans la guerre de 1756, obligèrent fon amant de rejoindre l'armée. Le tumulte du camp, les fatigues de la guerre parurent lui faire oublier fon amante, ou du moins refroidir exceffivement fon amour. La jeune perfonne en conçut un chagrin très-amer, & tomba dans la plus profonde mélancolie. Bientôt les premiers symptômes de la *Pulmonie* commencent à se faire sentir. Dix-huit mois s'écoulent : le mal s'accroît & parvient jusqu'au dernier degré. Depuis six semaines que duroit cet état fâcheux, son Médecin (de qui je tiens le sujet de cette observation) avoit inutilement épuisé toutes les ressources de l'art ; il s'attendoit à la voir succomber incessamment. Mais il survient des nouvelles très-flatteuses, on lui fait concevoir l'espérance de lui faire épouser celui qu'elle aime, dès qu'elle aura recouvré la santé. Qu'elle révolution étonnante ! L'espoir la ranime, la joie rappelle ses forces épuisées, les symptômes de *Pulmo-nie* diminuent ; les évacuations menstruelles reparoissent , la santé se rétablit en peu de jours, comme par enchantement. Enfin la convalescente voit l'objet de ses vœux, l'union se décide, se conclud ; elle devient mere de plusieurs enfans & continue de jouir d'une santé parfaite.

Si la personne en qui l'on a à combattre des accidens vaporeux , est pourvue d'une sensibilité , d'une mobilité exquises ; si la maladie affecte un type périodique ; s'il y a une sorte de spontanéité dans l'invasion , comme dans la terminaison de l'accès ; si les accidens occupent toute la machine, ou s'ils ne se font remarquer que succeſſivement & indifféremment dans les diverſes parties du corps ; ſi aucune de ces parties ne paroît eſſentiellement lézée ; ou s'il exiſte une léſion quelconque, mais poſtérieure aux ſymptômes généraux ; on pourra regarder ces vapeurs comme purement *nerveuſes*.

Les ſymptômes différens de l'affection nerveuſe, ont fait connoître qu'elle peut réſulter de deux états oppoſés, l'érétiſme & l'atonie. La ſaignée du bras, les fomentations, les bains, le petit lait, les opiatiques conviennent à la première eſpèce.

On remédie à la seconde, par l'emploi bien dirigé des frictions sèches, du mouvement, de la musique; par l'usage des toniques, des roboratifs, des fétides, des analeptiques.

La lésion des différens viscères donne lieu aux vapeurs que l'on peut distinguer en trois classes, relativement aux divers départemens qu'elle occupe. L'engorgement catarrheux, sanguin, inflammatoire; le transport d'un principe âcre, aux membranes des sinus du crâne, au péricrâne, aux méninges, ont leurs symptômes vaporeux. La poitrine engorgée, remplie de tubercules, ulcérée a les fiens. Enfin l'état maladif de l'eſtomac, du foie, de la rate, des organes de la génération, donne origine aux accidens de ce même genre, les plus nombreux & les plus bizarres.

Les affections paſſagères de la tête, feroient inſuffiſantes pour produire des ſymptômes vaporeux; mais leurs cauſes les plus ordinaires font, ou des maux de tête continus, habituels, que l'on nomme *céphalée;* ou des douleurs périodiques d'une partie ſeulement, (on leur donne le nom de *migraine;*) ou des douleurs, ſoit continues, ſoit périodiques, dans une étendue fixe & très-

bornée de la tête, (on les con-
noît sous le nom de *clou*.) On
peut y joindre la préfence des
vers dans les sinus du crâne, la
carie du labyrinthe de l'oreille,
les offifications aux méninges,
les exoftofes, &c.

Quand on s'eft affuré de
l'idiopathie des douleurs de tête,
par leur opiniâtreté malgré l'é-
tat fain des autres parties; s'il y
a, par exemple, éternuement
fréquent, vertiges, pefanteur
de la tête, affoupiffement, infomnie, douleurs lancinantes
dans les yeux, dans les oreilles;
fi les veines du front & de la
face font gonflées & faillantes;
fi quelqu'excrétion habituelle

de la tête a été supprimée , ...
on peut regarder cette partie
comme le siége de la maladie.

Je n'ai parlé des vapeurs dont
le principe est dans la tête, que
pour completer cette esquisse
de la maladie vaporeuse compliquée avec la *Pulmonie* ; car
rarement les *Pulmoniques* se
plaignent de la tête, qui même
n'est pas aussi affectée des quintes de toux redoublées , qu'on
le voit dans le rhume simple &
le catarrhe.

La maladie vaporeuse , dont
le siége est dans la poitrine,
trouble fréquemment les sensations & les idées. Les *Pulmoniques* sont quelquefois gais ,

le plus souvent taciturnes & rêveurs ; le moment du désespoir, & celui de l'espérance se touchent dans leur esprit ; leur aversion & leur confiance sont également extrêmes & déraisonnables. Il n'y a qu'un instant entre l'appétit vorace & le dégoût. Ils veulent, ils ne veulent plus, & dans la très-grande difficulté de rien trouver qui soit capable de les satisfaire, ils s'exhalent en regrets superflus, ou se consument en desirs vains, dont le plus souvent, l'exécution est une chimère (1).

____

(1) Cet ensemble d'irrégularité, d'inconstance, de variabilité dans l'humeur, les vou-

Cette

Cette complication ne pouvant cesser qu'avec la cause qui la produit, il est évident qu'elle n'exige point d'autre traitement que celui de la *Pulmonie* elle-même.

Un *Pulmonique* peut être agité de vapeurs dues à l'irritation des plexus nerveux du bas-ventre, à raison de l'état des viscères phloglosés, engorgés, distendus, comprimés. Les symptômes propres à l'affection principale, décéleront l'origine de la maladie, & guideront dans

---

loirs, &c. forme cette *altération de la phantaisie*, que je regarderois volontiers comme la *caractéristique morale de la Pulmonie.*

Q

la cure. La conduite à tenir est réglée par l'état, l'intensité, l'ancienneté de la cause, & par ce qui reste de forces : ainsi on délaye, on adoucit, on calme, on dégorge, on évacue; en un mot, on attaque la complication aussi puissamment que la *Pulmonie* elle-même, qui ne peut que s'aggraver tant que celle-là subsistera. Néanmoins l'état de la poitrine exige une circonspection particulière dans le choix des moyens. Le nombre, le lieu des saignées, la différence des fondans méritent des égards. On emploiera avec réserve les bains, (parce qu'ils refoulent le sang à la poitrine),

ainſi que les martiaux, les ſti-
biés, les alkalins, les fétides;
& on leur cherchera dans les
béchiques, les émulſifs, les acidules même, des correctifs convenables.

C'eſt dans la complication
de la *Pulmonie* avec les vapeurs,
que l'empiriſme vain & aveugle,
eſt ſurtout à redouter : & ſi une
médecine tranquille, patiente,
ingénieuſe, clairvoyante, *ratio-*
nelle, eſt inſuffiſante contre des
ennemis conjurés, le malade
qui n'en ſera pas guéri, ſera du
moins plus humainement traité.

Le tableau de la *Pulmonie*,
m'auroit paru incomplet, ſi je
n'y avois joint celui des com-

plications ordinaires. Je n'ai pas
la prétention de croire qu'avec
mon ouvrage, les malades puis-
sent désormais se traiter eux-
mêmes ; la pratique offre journellement une infinité de cas
différens de ceux que j'ai décrit,
& tels, qu'il faut un œil exercé
pour débrouiller ce cahos, &
guider dans une route obscurcie
par le nuage des complications
& des doutes. C'est cependant à
l'utilité des malades que j'ai
consacré ce Livre ; ils y trou-
veront tous les signes de leur
maladie, avec les moyens propres à éloigner les atteintes,
& à mitiger les premiers symptômes de la *Pulmonie* ; enfin ils

en retireront l'avantage d'entrer parfaitement dans les vues du Médecin, d'exécuter plus ponctuellement ses ordonnances, & d'acquérir une docilité salutaire & trop rare dans cette maladie.

MOYENS

CURATIFS

DE LA PULMONIE.

C'est pour ménager l'attention des Lecteurs, & ne point
interrompre mes descriptions,
que je me suis décidé à réunir dans
un précis succinct, tout ce qui
concerne les moyens curatifs de
la *Pulmonie*. Je touche au moment de remplir cet engage-
ment, que j'ai contracté avec
moi-même dans le cours de cet
Ouvrage. Je décrirai donc premièrement les remèdes dont j'ai

parlé à l'article de la méthode curative ; je rassemblerai ensuite sous le titre de Moyens Empiriques, ceux dont le mérite est moins reconnu , & qui néanmoins ont joui de quelque célébrité.

1. *Eau de chaux.*

L'eau de chaux se fait par l'affusion de dix livres d'eau sur une livre de chaux vive. On laisse passer le tems de l'effervescence, & déposer les parties les plus grossières ; cette double opération demande ordinairement vingt-quatre heures. Alors on décante la liqueur qui surnage , on la jette , & on verſe ſur le même marc dix autres livres d'eau que l'on enferme dans des flacons bien bouchés, afin que l'air n'y ayant point d'accès, il ne ſe faſſe aucun dépôt. Malgré tant de précautions, cette eau de chaux, appellée eau de chaux ſeconde, ne peut, ſans perdre beaucoup de ſes vertus, être gardée plus de trois mois.

On ne doit point faire prendre aux malades de l'eau de chaux pure, elle cautériſeroit leur goſier & leur eſtomac, mais on peut la mêler avec le double de lait, ou d'une ptiſane adouciſſante appropriée. On peut prendre par jour, depuis trois

trois jusqu'à six onces d'eau de chaux. Ce remède est très-propre à déterger les ulcères putrides & invétérés du poumon, & j'en ai vu de merveilleux effets.

2. *Eau du Mont d'or.*

Les eaux du Mont d'Or ont leur source dans l'Auvergne, à sept lieues de Clermont. Elles sont thermales, & ont un goût gazeux, bitumineux & sulphureux, qu'elles perdent en refroidissant.

On boit dans la journée, depuis une chopine jusqu'à deux pintes de ces eaux.

Leurs effets sont de relâcher

R

le tissu de la peau, de faciliter la transpiration, de déterger les vieux ulcères, de rétablir la force & la chaleur dans les parties affoiblies par quelqu'accident, & dans toute l'habitude du corps ; ce qui peut les rendre propres à la *Pulmonie*, & à beaucoup de maladies chroniques.

3. *Les Eaux de Bonnes.*

Ces eaux se trouvent dans le Béarn, à sept lieues de Pau.

Elles diffèrent peu des précédentes, tant à raison de leurs qualités, (elles sont tiédes, ont une odeur d'œuf couvis, sont huileuses, savonneuses & spiritueufes,) qu'eû égard à leurs propriétés médicinales.

Les eaux de Bonnes dégagent la poitrine, en portant à la peau, en augmentant la fécrétion des reins, en facilitant la tranfpiration du poumon, & en procurant d'abondantes évacuations par la trachée-artère ; de-là vient leur efficacité dans les abfcès au poumon. Des fuccès multipliés ont enhardi à les employer dans les vraies *Phtifies Pulmonaires*, où elles ont réuffi, même dans le dernier période. On fera fagement de couper ces eaux avec le lait, elles en feront plus adouciffantes.

R ij

4. *Les Eaux de Cauteretz.*

Cauteretz est un village situé dans cette partie des Monts Pyrénées, qui est dans la Province de Bigorre, à sept lieues de Baréges.

Les eaux de Cauteretz sont thermales & assez semblables aux eaux du Mont d'Or & à celles de Bonnes, quoi qu'inférieures en vertus (1).

5. *Quinquina.*

On fait subir au quinquina diverses préparations. Tantôt on

____

(1) Voyez Goulin, Dict. de Mat. Medic

l'adminiſtre en ſubſtance ſous
la forme opiatique ; tantôt dans
l'état d'extrait-ſec, ſous la déno-
mination impropre de ſel eſſen-
tiel de la Garaye ; on en fait
encore un vin ou un ſyrop. On
peut conſulter les pharmaco-
pées ſur la compoſition de ces
diverſes préparations de quinquina.

Torti fait l'éloge le plus com-
plet du quinquina contre la
Pulmonie, mais lorſqu'il n'y a
point encore de conſomption,
& que chaque accès de fièvre
eſt précédé de friſſons ; il dit
avoir guéri pluſieurs perſonnes
de la *Phtiſie* par ce ſeul moyen

(1) Morton est du même avis. Enfin Van-Swieten s'explique ainsi : « *Tentavi ipse in Phtisi incipiente peruviani corticis usum, nec pænituit. In summæ prosapiæ virgine, quæ absque hæmoptoë prægressâ, tussi molestâ, febre lentâ sensim emaciabatur, corticem dedi, variâ sub formâ, ac diù ; & licèt vires satis prostratæ essent, purulenta expuerit, ipsa thoracis conformatio satis vitiosa esset, tamen perfectissimè convaluit* (1).

Ce remède a eu beaucoup

_____

(1) Vid. Torti, lib. V. cap. pag. 452.

(1) Vid. Van-Swieten. Comment. Aphor. Bœrrhav. Tom. §. 1209. pag. 83.

de réputation dans le cas dont il s'agit : mais ſes principaux effets ſont, d'arrêter le cours de la fièvre, d'empêcher le progrès de la putridité, & par-là de prolonger pendant quelque tems la vie du malade.

6. *La Thérébenthine.*

La térébenthine eſt un ſuc réſineux, d'un blanc jaunâtre, viſqueux, aromatique, ayant la conſiſtence d'une huile épaiſſie ; il découle de différens arbres, tels qne le ſapin, le térébinthe, le mélèze, &c. Ce ſuc s'épaiſſit en vieilliſſant, & quand on l'a fait cuire dans l'eau bouillante, pour lui enlever ce

qu'il peut avoir d'âcre, il acquiert la propriété de devenir
dur & caſſant ; c'eſt en cet état
que l'on peut l'employer contre
la *Pulmonie*. Après l'avoir fait
cuire dans l'eau de gruau, l'eau
d'orge ou l'infuſion de lierre
terreſtre, ſelon les différentes
indications ; on y mêlera égale
quantité de ſucre candi ou de
ſucre roſat, pour en faire des
pilules du poids de huit grains,
qui feront liées avec le ſirop
balſamique de Tolu, & le
beurre de cacao.

Ces pilules, ainſi compo-
ſées, ſont à la fois balſamiques,
adouciſſantes & apéritives : elles
ſont très-utiles dans les cas d'in-

cohérence entre les principes conftitutifs du fang auquel elles donnent de la confiftence.

On en peut prendre depuis quatre jufqu'à neuf par jour.

7. *Le Sagou.*

Le Sagou n'eft autre chofe que la fécule deffléchée de la moële d'un arbre appellé *Palmier arec*, *Palma Japonica*, *Spinofis Pediculis*, *Polypodii Folio.* On agite fortement cette efpèce de fubftance farineufe dans un mortier avec de l'eau ; il en réfulte nne liqueur blanche , dont on retire la fécule appellée Sagou.

Le Sagou eft un aliment

doux, assez agréable & nour-
rissant : il convient dans les
fièvres hectiques, & ne fatigue
pas l'estomac. Les poitrinaires
en font grand usage en Angleterre. On en délaye deux gros
dans une tasse de bouillon chaud,
remuant jusqu'à ce que les
grains aient disparu, & que le
bouillon ait pris une consistence
de crême.

Le Salep ou Salop, (racine
préparée d'un *orchis*) réunit les
mêmes propriétés, & s'emploie
de la même manière.

8. *Le sucre rosat.*

Prenez une livre de sucre
très-blanc, & quatre onces d'eau

de rofes double, faites cuire en confiftence d'un électuaire folide ; puis verfez fur du marbre frotté d'un peu d'huile , & faites en des tablettes.

Avicennes veut que les poitrinaires mangent autant de fucre que de pain (1). Il cite à cette occafion, la guérifon d'une femme pulmonique & mourante, qui ne fut rappellée à la vie , que pour avoir mangé une quantité prodigieufe de fucre rofat. » *Tunc quidam frater ejus fur-*

____

(1) « *Jubet comedere faccharum rofatum omni die , quantum poteft , quamvis multum fit , ita etiam ut cum pane* » Vid. Avicen. Canon. Medic. lib. III. fen. X. tract. cap. VI. p. 771.

rexit ad eam, curavit eam hâc curâ tempore longo, & revixit & sanata est, & impinguata est, & non est mihi possibile ut dicam summam ejus quod comedit de zuccharo rosato. Ibid. pag. 661.

Cardan dit avoir vu une jeune fille, dont le pere étoit mort de la poitrine, & qui étoit tellement travaillée de la Phtisie, qu'il l'avoit abandonnée, comme étant sans ressources, guérir parfaitement en prenant pour tout aliment de l'eau & du sucre : le matin seulement, elle buvoit quatre onces d'une décoction de queues & de pattes d'écrevisses dans de l'eau d'orge, à laquelle on ajoutoit deux gros de sucre rosat (1).

9. *La conserve de Roses.*

Prenez une livre de boutons de roses rouges avant qu'ils soient épanouis , séparez-en la partie blanche appellée onglets; faites - leur jetter un bouillon dans trois livres d'eau de rivière, réduisez-les en pulple dans un

---

(1) Vid. CARDAN. de curat. admirand. curat. VIII. oper. tom. VII. pag. 254. NICOLAUS PISO sic loquitur : « *Saccharum rosatum utile Phtisicis.* » Vid. cap. de phtisi. lib. 1.

RIVERIUS *novit Pharmacopæum quemdam Phtisicum qui ingentem sacchari rosati sibi ipse præparabat , & quem perpetuò comedebat , & hoc solo remedio sanatus est.* » Vid. river. cap. de Phtisi.

mortier de marbre ; puis faites cuire avec deux livres de fucre très - blanc, en confiftence d'électuaire ; vous agiterez continuellement la conferve avec un biftortier (1).

Daniel Crüger cite deux exemples de *Pulmoniques* guéris par le feul ufage du lait de vache mêlé avec la conferve de rofes & la mie de pain de froment. Vid. act. natur. curiof. ann. 4. dec. 11. obferv. IX. pag. 25 & 26.

La conferve de rofes poffède à un plus haut degré les vertus

____

(1) La meilleure conferve de rofes fe tire de Provins.

médicinales du fucre rofat ; elle doit cet avantage à une qualité aftringente qui la rend préférable dans le cas de foibleffe extrême & de diarrhée.

10. *Le Miel.*

On fait que le miel eft un fuc muqueux, dont les abeilles vont pomper le principe dans le nectaire des fleurs, & qu'elles dépofent enfuite dans les ruches, après l'avoir élaboré.

Le meilleur eft celui qui eft doux & en même tems odoriférent, un peu aromatique, d'un blanc légèrement jaunâtre, non liquide, mais grenu, ferme & fi vifqueux, que lorfqu'on le touche du doigt, il s'y attache. Le miel vierge, recuei'li dans le principe, est préférable.

Le miel vierge est pectoral, humectant, détersif ; il facilite l'expectoration & la transpiration ; il rétablit les forces, & tient le ventre libre.

11. Diète Blanche.

Le lait de femme, d'ânesse, de vache, de chèvre, de jument, de brebis, &c.

Chacun de ces différens laits a des vertus qui lui sont particulières.

Le

Le lait de femme (1) feroit préférable au lait des animaux, à raifon de l'analogie plus grande avec notre conftitution, fi l'on pouvoit compter, 1°. fur la fanté de la nourrice, 2°. fur fa fobriété, 3°. fur la modération de fes paffions. Au défaut d'une nourrice pourvue de toutes ces qualités, on doit avoir recours au lait d'âneffe, ou à celui de vache. Le premier eft moins épais, il furcharge moins l'eftomac ; mais fi l'on ne peut s'en

____

(1) On boira le lait de femme au mammelon même de la nourrice ; mais à des diftances affez éloignées de fes repas, pour qu'elle ait le tems de bien élaborer fes alimens, & de faire une bonne chylification.

S

procurer , on coupera le lait de vache avec un tiers d'eau d'orge , de lierre terreftre ou de gruau , fuivant les circonf-tances ; on y mêlera du fucre. Il eft bon de prendre le lait chaud, & fortant des mamelles de l'animal, pour ne point laiffer diffiper par le refroidiffement, un principe balfamique-animal, qui ajoute à fes qualités.

Le lait de chèvre (1), de jument , de brebis, &c. eft très-inférieur au lait de femme, d'âneffe & de vache.

____

(1) Le lait de chèvre par fa qualité tonique & fortifiante eft très-propre à terminer la cure, fur-tout lorfqu'il refte de la foibleffe foit à la poitrine foit à l'eftomac.

On rend à son gré le lait des animaux médicamenteux ; tout l'artifice consiste à les nourrir avec des plantes ou des substances pourvues des vertus que l'on recherche. Ainsi les personnes qui prennent le lait des animaux, doivent avoir soin de faire mêler à leur fourage de la pulmonaire, du lierre terrestre, du pouliot, du serpolet, & autres plantes aromatiques. On leur donnera du son de tems à autre pour les rafraîchir.

Le lait doit sa grande utilité dans la *Pulmonie*, à sa vertu adoucissante qui le rend propre à mitiger l'acrimonie des humeurs : d'ailleurs il n'exige presque point de travail de la part de l'eſtomac pour être digéré.

Le lait des animaux eſt plus ſalutaire au printemps & à l'automne, que dans les autres tems de l'année , parce que dans ces deux ſaiſons les pâturages ſont de meilleure qualité.

Régles générales relatives à l'uſage du lait.

Avant de preſcrire le lait, il faut toujous évacuer ou neutraliſer les acides qui ont leur ſiége dans l'eſtomac : les purgatifs rempliſſent la première indication , & les abſorbans la ſeconde (1).

____

(1) S'il arrivoit que certains abſorbans ne

Le lait est contraire aux personnes qui ont une diarrhée causée par l'inertie de l'estomac.

Si l'estomac étoit tellement paresseux, qu'il ne pût même digérer le lait; on pourroit y mêler un peu d'eau-de-vie pour le rendre tonique. C'est ainsi que, dans pareille circonstance, l'a employé avec succès, M. l'Archevèque de T.... Prélat

---

neutralisassent pas les aigres de l'estomac, il ne faudroit pas pour cela se rebuter; il faudroit les combiner, les marier ou les changer souvent; tel absorbant réussit à une personne qui ne convient pas à une autre.

Je puis assurer que, excepté dans les cas de fièvre brûlante, & de consomption déjà très-avancée, ces moyens m'ont toujours réussi.

aussi recommandable par les les qualités du cœur, que par celles de l'esprit.

On peut en permettre l'usage malgré la fièvre lente.

Le lait passe mieux, si l'on a eu la précaution de le faire bouillir. Il est cependant des personnes chez qui le lait ne passe que froid.

Les personnes vaporeuses ou sujettes à des maux de tête habituels, ne peuvent se nourrir de lait sans nuire à leur santé. Baglivi (1), & Martyne, Mé-

____

(1) « *Lac nervis, & capiti contrarium est; p`tori familiare....* » Vid. Baglivi, prax. Med. lib. II. cap. XI pag. 225.

» *Vir eruditissimus, ex copioso lactis usu*

decin Anglois, font formellement de cet avis.

12 *Bouillons de mou de veau.*

Prenez poumon de veau, une demie livre, faites cuire au bain marie, (1) pendant une heure & demie, dans douze onces

---

(*exulato quolibet alio victûs genere per 20 dies circiter*) *incidit in gravissimam oris torturam, cum tensione dolorificâ musculorum colli, & totius penè corporis ; adhibitifque à me variis remediis post duorum mensium intervallum convaluit* ». BAGL. Ibid.

(1) Les bouillons médicamenteux, ou fimplement alimenteux, préparés au bain marie font de beaucoup préférables aux bouillons faits par l'ébullition, ils font plus adouciffans, moins empyreumatiques, il eft vrai que les fucs des viandes font moins rapprochés, qu'il faut alors des viandes plus tendres, & un degré de chaleur plus longtems continué.

d'eau ; alors , ajoutez feuilles de pulmonaire & de capillaire , de chaque demi-poignée , deux dattes féparées de leur noyau , fix jujubes & fix febeftes. Laiffez fur le feu pendant encore une heure , & faites enforte que la liqueur ne ceffe pas de frémir.

Ce bouillon eft nourriffant , adouciffant & très - onctueux ; il modère la chaleur brûlante du fang, détrempe les crachats & tempère leur acrimonie. On peut prendre par jour trois de ces bouillons.

13. *Bouillons de chou rouge.*

Prenez chou rouge une poignée ,

gnée, une demi-livre de chair de tortue, ou une demi-livre de poumon de veau; deux ou trois pincées des fleurs de tuſſilage; un gros de tête de pavot blanc, & quatre dattes légèrement écraſées & ſéparées de leur noyau; faites cuire enſemble toutes ces ſubſtances au bain marie durant l'eſpace de quatre heures dans douze onces d'eau de rivière; paſſez & ajoutez le jus d'une orange & une once de ſucre candi.

Ce bouillon eſt doué, à-peu-près, des mêmes vertus que le précédent, mais le chou rouge lui communique de plus une qualité déterſive, & il devient antiseptique à cause du jus d'orange & du sucre que l'on y combine.

(1) Le chou rouge a joui d'une grande célébrité. L'immortel Boerrhave assure avoir vu une personne dont le poumon étoit en pleine suppuration, guérir pour avoir fait usage d'une simple décoction de chou rouge, avec un peu de sel & du suc d'oranges.

14. *Les bouillons de tortue, de limaçons, d'écrevisses, de grenouilles, &c. &c.*

Ces bouillons se préparent

____

(1) Une vertu très-précieuse dans le chou rouge, c'est de digérer très-bien chez les

tous de la même manière, excepté que l'on ne se sert que de la chair, du foie & du sang de la tortue : on préfère les limaçons de vigne, dont on n'emploie que la chair : on jette les entrailles des grenouilles, & on n'en conserve que le train de derrière & les pattes ; on choisit de préférence celles qui vivent sur le bord des rivières ou des fleuves : tout sert dans les écrevisses, hormis les parties contenues dans leur coquille.

Il faut pour un bouillon,

---

poitrinaires dont l'estomac est farci d'acides & d'aigres.

une demi-livre de tortue, ou
dix limaçons, ou dix écreviſſes,
ou douze grenouilles. C'eſt toujours au bain marie que ſe font
ces bouillons.

15. *Le Cautère, le Séton, les*
Véſicatoires.

Rien n'eſt plus ordinaire que
de voir appliquer les véſicatoires, ouvrir un ſéton, & établir un cautère (1). (D'après
l'exemple & le conſeil de pluſieurs Auteurs célèbres, j'ai fait

----

(1) Pour le Manuel de ces trois opérations,
on peut conſulter les Opérat. de Chirurgie
d'Heiſter, tom. I. pag. 422, & le tom. II.
pag. 654.

ouvrir avec succès un séton sur la région même de la poitrine).

Je remarquerai seulement au sujet du cautère, que le fer m'a paru préférable au bouton de feu, ou à la pierre caustique ; mais les malades, effrayés à l'aspect d'un instrument, ont coutume de préférer la pierre à cautère. Je fais pratiquer l'incision en croix, j'y fais placer deux pois d'iris (1) ; & je fais recouvrir la plaie avec le sparadrap.

____

(1) Il est d'observation que les pois d'iris produisent quelquefois de l'irritation chez les personnes délicates ; si cela arrivoit, on leur substitueroit des pois communs, *pisum sativum.*

Ces trois moyens remplissent la même indication ; ils ne diffèrent que par l'étendue ou l'activité de leurs effets. En produisant une irritation considérable, ils occasionnent quelquefois une révulsion avantageuse aux malades, & souvent l'ulcère qui en résulte, devenant un égout aux humeurs purulentes, facilite dès-lors la guérison de celui qui consumoit le poumon. En un mot, ces secours sont peut-être les plus efficaces que l'on puisse employer contre la *Pulmonie*. L'observation suivante vient à l'appui de ce que j'avance :

Un jeune homme de 33 à

34 ans, d'un tempéramment sanguin, éprouvoit depuis plus de deux ans les signes avant-coureurs de la *Pulmonie* : saignemens de nez ; rougeurs par vergetures sur les joues, respiration courte, grande chaleur dans la poitrine, picotemens dans le dos, sommeil très-interrompu, un grand feu dans toute l'habitude, une passion décidée & très-forte pour les plaisirs de l'amour. (1) Tels avoient été les préliminaires de sa maladie. A ces accidens avoient succédé une petite toux sèche, surtout

—————

(1) On observe assez constamment que les poitrinaires sont très-adonnés aux plaisirs de l'amour.

T iv

le soir; un peu de fièvre par fois; enfin le malade eut un vomissement de sang considérable, depuis lequel il a toujours craché du pus; d'abord en petite quantité & mêlé du mucus salivaire, ensuite plus abondant & plus pur. Tantôt il vomissoit du sang, tantôt il crachoit du pus, ce qui confirme l'aphorisme d'Hipocrate : *Post sanguinis sputum, puris sputum : & post puris sputum sanguinis sputum.* Obsédé d'une fièvre violente & continue, déjà le malade étoit tourmenté d'un dévoiement qui ne le quittoit plus, il avoit durant la nuit beaucoup de sueurs gluantes sur la poitrine, &

avoit éprouvé deux syncopes, lorsque désespéré de voir approcher le terme de sa destruction, il résolut de consacrer au plaisir & à la volupté ses derniers momens. Comme il n'étoit pas délicat sur le choix, il ne tarda pas à recueillir les fruits amers du libertinage. Il lui survint une gonorrhée très-abondante. Mais quel fut son étonnement, de voir, dès le second jour, les crachats purulens diminuer, ainsi que les autres accidens! Ce changement, dont il ne prévoyoit pas les suites avantageuses, l'effraya ; mais les jours suivans, il cracha encore moins de pus. Le reste des symptômes disparut par degrés dans l'espace de quatre mois. Au bout de ce tems, le malade rassuré sur l'état de sa poitrine, voulut se débarrasser de sa gonorrhée : je l'en guéris, mais avec la précaution de faire durer le traitement trois mois, pour ne pas courir les risques de ramener, par la suppression trop prompte d'un écoulement aussi - salutaire, les accidens dangereux auxquels le malade avoit eu le bonheur d'échapper.

16. *Pilules de Morton.*

Ces pilules sont employées depuis longtems avec confiance par les Praticiens dans les cas que cet Auteur a pris lui même le soin d'indiquer (1). Balsamiques, incisives, pénétrantes, sédatives, les substances dont ce médicament est formé, en font un composé anti-septique, vulnéraire, qu'il faut employer lorsqu'il n'y a plus d'irritation ni de phlogose.

On donne ordinairement à ces pilules le poids de 3, 4, 5, ou 6 grains, suivant l'âge &

---

(1) « *Istæ pilulæ in scorbuticorum, & scrophulosorum lentâ Phtisi, ubi febris (si ulla est) est admodum mitis, & ex sputum phlegma quadantenus glutinosum, asmaticorum ritu, curationem non tantùm in principio morbi, verùm etiam in ejus progressu insigniter promovent* ». Vid. Morton, lib. II. cap. 8. pap. 51.

ſuivant l'état du malade. On en fait prendre deux par jour, une le matin, l'autre le ſoir, & on boit par-deſſus un verre de pti-ſane pectorale. Quelquefois on mêle à la dernière, trois ou quatre grains des pilules de cynogloſe.

116. Julep tempérant.

Prenez eau de muguet, de-mi-once ;

Eau de laitue, une once & demie ;

Syrop de fleurs d'oranges, demi-once.

Mêlez, & buvez d'un trait.

17. *Calmant.*

Prenez tartre vitriolé, un scrupule.

Camphre, deux grains.

Nitre purifié, deux grains.

Cinnabre factice, quatre grains.

Faites un opiat avec le syrop de fumeterre.

18. *Julep Somnifère.*

Prenez eau de fleurs de nénuphar, deux onces;

Syrop de limons, six gros;

Laudanum liquide, douze gouttes.

Mêlez, & buvez d'un trait.

19. *Ptisane incisive propre à atténuer la viscosité des crachats.*

Versez une pinte de petit lait clarifié bouillant, sur une demi - poignée des sommités de lierre terrestre ; faites - y fondre un gros de tartre vitriolé. Passez à travers le papier brouillard. Ajoutez une demi-once d'oxymel scyllitique.

Le malade prendra cette boisson de deux en deux heures, par verrée chauffée séparement au bain marie.

20. *Tablettes rafraîchissantes.*

Prenez sel d'oseille, deux gros.

Sucre royal, deux onces,

Faites fondre dans suffisante quantité d'eau rose; ajoutez-y une once de syrop de framboife, & faites cuire en confiftence propre à former des tablettes.

21. *Fumigations vulnéraires.*

Prenez iris de Florence, & bayes de genièvre groffièrement pulvérifés, de chaque deux onces;

Sommités de guimauve & de bouillon-blanc, de chaque une poignée;

Baume de Pérou, un gros;

Huile de térébenthine, demi-once.

Verfez fur le tout quatre

pintes d'eau bouillante ; le malade exposera son visage à la vapeur qui s'élève de ce mélange, y restera pendant environ une demi-heure , & renouvellera cette opération deux fois par jour.

22. *Jus de navets composé.*

Prenez des petits navets bien tendres ; après les avoir dépouillé de leur écorce, & les avoir coupé par quartiers, faites-les cuire à demi dans l'eau ; puis laissez-les égouter, & pilez-les dans un mortier de marbre , avec un pilon de bois. Retirez le jus qui en aura été exprimé,

&

& mêlez avec égale quantité de suc de creſſon, n°. 11.

Ce mélange ſe prend quatre fois par jour, à la doſe de deux onces chaque fois, chauffé au bain marie.

23. *Fumigation ſêche.*

Faites fondre à un feu doux une livre de poix réſine dans un vaſe neuf de terre ver- niſſée : placez ce vaſe dans un coin de la chambre ſur un réchaud où vous entretiendrez preſque continuellement un feu modéré.

24. *Autre plus aromatique.*

Prenez cire neuve, très-odorante, demi- livre ; poix réſine, deux onces ; ſtorax cala- mithe, une once ; térébenthine fine, deux onces. Faites foedre enſemble en uſant des précautions indiqués ci-deſſus.

25. *Ptiſane déterſive.*

Faites bouillir dans une pinte d'eau, pen- dant ſept ou huit minutes quinze pignons doux groſſierement écraſés, verſez cette eau bouil- lante ſur bugle & ſanicle, de chaque quart de poignée, fleurs de violettes & d'hypericum de chaque une pincée. Couvrez le vaſe, & quand l'eau ſera refroidie, paſſez à travers un linge épais.

S

MOYENS

EMPYRIQUES. (1)

1. Anti - Hectique de la Poterie.

LA Poterie prenoit pour composer son anti-hectique, une partie de régule martial & deux d'étain; il se servoit d'eau de

---

(1) Je ne parlerai dans cet ouvrage, des moyens empiriques, que parce qu'ils peuvent être ramenés à l'emploi dogmatique, & satisfaire à des indications rationelles : & en cela, je m'écarterai de la méthode suivie par leurs inventeurs qui les employoient comme remède unique.

pluie pour le laver , & il prenoit trois parties de nitre fur une de régule jovial (1).

L'anti-hectique de la Poterie eſt une eſpèce de diaphorétique minéral , il en a auſſi les vertus ; on l'a même préféré au diaphorétique ordinaire, lorſqu'il y avoit complication d'hémorrhagie , ou de foibleſſe de poitrine.

La Poterie employoit ſon anti-hectique contre la plupart des maladies qui viennent d'obſtruction ; il paroît qu'il le preſ-

____

(1) Relativement à la compoſition exacte de ce remède, conſultez la Chimie Médicinale de Malouin, *Edit. de Paris* 1750 , *tom. II , pag.* *308.*

crivoit dans le premier & dans le fecond période de la *Pulmonie*. La méthode dont il fe fervoit pour le faire prendre, étoit d'en donner le premier jour quatre grains, & il faifoit augmenter, chacun des jours fuivans, d'un ou de deux grains, de forte qu'il en faifoit prendre quelquefois jufqu'à cinquante grains par jour. *Voyez Malouin, ibid.*

2. *Le Mercure.*

Quelques Auteurs : Van-Swieten, par exemple, & d'autres Médecins auffi juftement célèbres, ont préconifé le mercure comme un remède excellent contre la *Pulmonie* ; mais je ne crois pas qu'il ait jamais pu produire de salutaires effets, à moins que la *Phtisie* n'ait été occasionnée par un virus vénérien.

7. *Les Bains de terre.*

Solano, Médecin Espagnol, avoit proposé de faire enfoncer les malades dans la terre, pour les guérir de la *Pulmonie*. M. de Bordeu a fait cas de ce moyen. M. Fouquet, à l'exemple de Solano, a employé ces bains; mais il convient qu'ils n'ont pas toujours réussi : cependant il rapporte l'histoire d'une jeune fille de onze ans, & d'un jeune payſan qui ont dû leur guériſon aux bains de terre (1).

Solano faiſoit prendre ces bains en plein air : on creuſoit à cet effet, des foſſes dans une terre inculte, ou terrein vierge; le malade y étoit enfoncé juſqu'au cou , & y reſtoit juſqu'à ce qu'il commençât à trembler. Au ſortir du bain , on l'enveloppoit d'un drap imbibé d'eau roſe , & on l'oignoit avec l'onguent décrit par Zacutus. Voici la recétte de cet onguent :

Prenez une poignée de pouſ-

____

(1) Voyez la Gazette de Santé du 16 Mars 1775 , n°. 12 , & celle du 6 Avril 1775 , n°. 14.

fes tendres de morelle ; après les
avoir écrafées & broyées dans
un mortier, incorporez-les avec
fuffifante quantité de fain-doux.

On frotte avec cette pom-
made, principalement les join-
tures & l'épine du dos, depuis
la nuque.

Solano joignoit à l'ufage des
bains de terre, un breuvage
qu'il appelloit émulfion de bel-
lotas ; ce n'eft autre chofe que
le fuc tiré du gland de chêne,
avec l'eau commune, ou avec
celle de chaux, ou enfin avec
la décoction de quelque plante
vulnéraire. Dom Garcia Her-
nandès, & Dom Gultières de
Los-Rios, tous deux difciples

de Solano, ont singulièrement
vanté l'efficacité des bains de
terre.

Du reste Solano ne faisoit
jamais prendre un second bain
dans la même fosse, & il ne
permettoit l'usage de ce remède,
que depuis la fin de Mai jusqu'à la fin d'Octobre. On apprent
dra, peut-être avec étonnement,
que ce Médecin ne prescrivoit
pour l'ordinaire que trois bains
à ses malades, & qu'il donne ce
nombre comme suffisant dans la
plupart des cas, pour opérer
la guérison (1).

____

(1) Voyez Gazette de Santé, du 30 Mars
1775, n°. 13.

8. *Eau de Goudron.*

Le goudron est la poix liquide qui se fait en brûlant des bûches de vieux pins, ou de vieux sapins : ce qui en sort d'abord est le goudron, ce qui vient ensuite est la poix. Le goudron de Norwege est préférable comme étant plus spiritueux.

Pour faire l'eau de goudron, mettez dans un vase, une pinte de goudron, & versez dessus quatre pintes d'eau pure froide ; agitez le tout ensemble pendant cinq à six minutes, & couvrez le vaisseau ; au bout de deux jours, découvrez - le sans re-

X

muer ; écumez l'eau soigneuse-
ment ; ensuite versez - là par
inclinaison dans des bouteilles ,
que vous boucherez bien.

L'eau de goudron réunit
deux grandes propriétés ; l'une
d'être tonique , l'autre d'être
dépurative du sang ; c'est aussi
comme baume, qu'elle est utile
dans la *Pulmonie.* L'eau de
goudron ordinaire est claire ,
elle a une couleur légèrement
jaune , comme est la couleur de
certains vins blancs. On prend
ordinairement une pinte d'eau
de goudron par jour : il faut la
prendre en petite quantité chaque fois , & en continuer long-
tems l'usage ; étant prise ainsi ,

elle est plus propre à corriger le sang. On s'accoutumera peu-à-peu au goût & à l'effet de l'eau de goudron, en la prenant foible d'abord, & en petite quantité. *Voyez Malouin. Chim. Médicin. Tom. I. pag. 505.*

Ce remède est un de ceux qui ont fait le plus de bruit. Berkley s'est déclaré son Apologiste, & on l'a regardé pendant quelque tems comme un spécifique assuré contre la *Phtisie Pulmonaire*; mais le tems a fait perdre à ce remède presque tout son crédit. On ne lui conteste point cependant une qualité détersive & vulnéraire. Il est de quelque utilité dans la

Phtisie compliquée avec le scor-
but, avec la gale.

11. *Suc de Cresson,*

On prend une quantité suffisante de cresson de fontaine, on
l'écrase dans un mortier de
marbre avec un pilon de buis,
& on en exprime le suc à travers un linge épais.

Le suc de cresson se prend
coupé avec une égale quantité
de bouillon ou de lait ; la dose
de ce suc est, pour la journée,
depuis deux onces jusqu'à cinq
& même six onces.

Il est incisif, dépurant & apé-
ritif : on l'emploie avec succès
dans la *Pulmonie Scorbutique.*

Le vulgaire attribue à ce

remède des propriétés miraculeuſes.

20. *Les Etables à vaches.*

Les ſaiſons les plus favorables au ſéjour des étables ſont, l'automne, l'hiver & le commencement du printems. On renfermera de deux à ſix vaches dans un eſpace qui pourroit en contenir le double. La règle la plus ſûre pour établir un degré de chaleur convenable, eſt d'y placer un thermomètre, & d'avoir ſoin d'y entretenir la chaleur entre le quatorzième & le ſeizième degré.

On choiſira des vaches jeunes, ſaines & bien portantes.

On mêlera dans leur fourage quelques herbes aromatiques, telles que l'origan, la sauge & les menthes ; ces vaches ne boiront que des eaux courantes & de bonne qualité.

Avant d'entrer dans l'étable, on se purgera avec un minoratif doux.

On fera placer son lit à la distance d'un pied ou deux du sol de l'étable.

On aura l'attention de faire enlever toutes les trois heures, les excrémens des vaches.

La principale nourriture du malade consistera en œufs, volailles, crême de riz, gruau, orge, & autres alimens adoucissans de cette nature.

Enfin la diminution des accidens décidera de la durée du féjour que l'on fera dans l'étable.

Nota. Cec article eft extrait d'une differtation ayant pour titre : *Effai fur les effets falutaires du féjour des étables dans la Phtifie.* Par M. Réad. Lond. 1767, in-12.

M. Réad cite nombre de guérifons opérées par ce feul moyen, que le Docteur Triller a également beaucoup vanté (1).

Les moyens dont je viens de parler, ne font pas les feuls que

---

(1) *Vid. Dan. With Triller propemticon ad diem 16 Junii 1775, de nová nitidá Phtifeos curandi methodo per vetera olida pecorum ftabula. In-4°.*

X iv

l'Empirifme a mis en tifage ; je vais en indiquer d'autres, dont on n'a pas moins vanté l'utilité.

Dans la vue d'éviter la fièvre qui redouble après les repas, lors du mélange du chile avec le fang, on a confeillé de ne prendre que très-peu d'alimens. C'eft ainfi qu'on prétend avoir guéri des *Pulmoniques* qui ne fe nourriffoient que de bouillons très - légers, & de quelques croûtes de pain bien cuit.

Certains Médecins ont traité les poitrinaires comme s'ils euffent été fcorbutiques ; mais ils n'ont pu réuffir, à mon avis, que dans les cas de complication réelle de la *Pulmonie* avec le fcorbut.

On a vu des personnes courageuses entreprendre des voyages de long cours, sur la mer, se condamner à toutes les fatigues qu'entraîne la navigation, & guérir.

Quelques poitrinaires se sont armés de patience, & ont été assez maîtres d'eux-mêmes, pour observer le silence le plus rigoureux pendant plusieurs mois de suite. Cette précaution peut être très-salutaire, surtout dans les cas d'hémoptysie fréquente, & faciliter la cicatrisation de la plaie ou de l'ulcère survenus au poumon.

D'autres croyant trouver un esprit recteur-balsamique dans les effluves de la terre, ont pris le parti de suivre, dans le printems, le Laboureur, à l'ouverture du sillon. Mais il ne paroît pas que ce moyen ait jamais guèri personne.

Quelques Médecins ont recommandé les bourgeons de sapin du nord, pris en infusion, comme du thé : l'usage de la myrrhe en mastication : la boisson d'eau pure à très - grande dose : les saignées répétées jusqu'à un nombre prodigieux : la vapeur de la cire d'Espagne : celle de l'esprit de vin : l'habitude de coucher en plein air (1)

(1) Les poitrinaires feroient très-sagement de ne jamais coucher dans des lits entourés de rideaux, & placés dans des alcôves.

sub dio : le tabac en poudre, les fraises, &c. &c.

On a conseillé aux poitrinaires de fumer du baume de Judée : de faire dissoudre dans du bouillon chaud, de la peau d'âne préparée, & d'en boire à plusieurs reprises dans la journée : de prendre le lait d'une nourrice pour unique aliment & pour unique remède : de se promener dans des forêts remplies de pins, sapins, mélèzes & autres arbres de cette nature : de respirer le matin & le soir d'un beau jour d'été, le parfum des fleurs qui émaillent les prairies ou les parterres : le syrop

d'ail : une infusion d'angélique :
le syrop de callebasse.

L'eau distillée du lait est très-
propre à appaiser certaines chaleurs excessives dont se plaignent
quelquefois les malades.

Le beurre d'écrevisses a trouvé des partisans : je fais prendre
du beurre en toute crème (1)
& jetter dedans des écrevisses
vivantes, lavées dans une première eau. (La proportion dans
laquelle on emploie ces écrevisses, est d'une par once de
beurre). On pile les écrevisses,
dans un mortier de marbre,

____

(1) Au défaut de beurre très-frais, & en
toute crème, on peut se servir de beurre de
cacao.

rempli de ce beurre, on y ajoute du sucre rosat ; on retire du mortier le mélange que l'on fait fondre à un feu doux, puis on l'exprime à travers un linge épais.

N'a-t-on pas imaginé de creuser des navets, de les remplir de sucre, de les suspendre dans la cave, & de recevoir le jus qui en découle ?

D'autres font durcir un œuf frais, jettent le jaune, coupent en deux hémisphères égaux le blanc de l'œuf, le remplissent de sucre en poudre, & rapprochent les deux parties, qu'ils suspendent ainsi dans la cave. Il distille de cet œuf une liqueur qui se prend par cuillerée,

On prend une once de miel de Narbonne, & une once de manne en larmes ; on les mêle avec soin, en y ajoutant quelques cuillerées d'eau : il en résulte une sorte de pâte liquide, que l'on prend par cuillerées le soir en se couchant.

Dans la Normandie, l'on attribne de grandes vertus au gâteau béchique ci-après décrit :

Prenez une livre d'orge mondé, une livre d'amandes pelées, & une livre & demie de sucre candi ; faites cuire dans une bassine, en consistence de gâteau.

On met une cuillerée de ce soi-disant gâteau dans une tasse

de lait, que l'on fait bouillir
pendant un quart-d'heure.

J'ai vu d'assez bons effets du
coulis syrupeux ci-contre.

Dans un vase large & creux,
étendez un lit de limaçons de
vignes, lavés dans une première
eau, & dont vous aurez séparé
les intestins ; superposez un lit
de mou de veau crud, coupé
par tranches de l'épaisseur d'un
écu de six livres, saupoudrez le
tout avec beaucoup de sucre ;
faites trois ou quatre lits semblables, alors portez le vase à
la cave où vous le laisserez pendant 24 heures. Il en décou-
lera un jus syrupeux, sur cuil-

lerée duquel vous mêlerez huit grains de poudre tempérante de Sthal, un grain de storax liquide, & deux gouttes de baume de Canada.

On prend dans la journée quatre ou cinq de ces cuillerées.

L'habitation dans le même lit avec des personnes très-saines, & jouissant de toute la fleur de la jeunesse & de la santé, peut avoir son utilité. Mais le rétablissement du malade pourroit devenir préjudiciable à celui qui lui auroit procuré cet avantage.

On pourroit conseiller à des poitrinaires opulens, de séjourner habituellement dans des appartemens

partemens frottés avec une cire
neuve très-odorante, & char-
gée du principe aromatique de
quelque baume, comme le ben-
join, le baume de copahu, ou
quelque peu de baume du Pérou en coque. On a proposé,
dans la même vue, de suspendre
autour du lit des malades, des
linges trempés dans le baume
du Pérou, ou le storax liquide.
Par l'usage de ces deux derniers
moyens, l'air s'imprégne de
parties médicamenteuses ; lors
de l'inspiration, il les dépose
sur le poumon, & peut ainsi
concourir à cicatriser le plus
incurable des ulcères.

Enfin si les autres ressources

que fournit l'art de guérir ve-
noient à s'épuiser & à devenir
infructueuses, il est encore un
moyen hardi sans doute, & dont l'exécution paroîtra impossible au commun des malades,
qui lui préféreront mille fois la
mort. Ce seroit (après avoir
désempli d'une manière convenable les vaisseaux, par une ou
plusieurs saignées, si le malade
étoit plétorique, & que sa poitrine fût très-échauffée & irri-
tée) de lui faire garder le lit
toute la journée pendant plusieurs mois, de lui recomman-
der le silence le plus rigoureux,
de ne lui faire prendre que très-
peu d'alimens à la fois, de l'en-

gager à ne s'occuper abſolument de rien, & à mener une vie purement paſſive, de l'enfermer dans une chambre, dont la température, ni trop froide, ni trop chaude, ni trop ſèche, ni trop humide, ſeroit toujours la même. Je ſuis convaincu que par de telles précautions, la force ſyſtaltique du cœur, & le mouvement oſcillatoire des vaiſſeaux ſuffiſamment diminués & ralentis, le mouvement alternatif de la reſpiration s'exécuteroit ſans fatigue de la part du poumon ; d'ailleurs la quantité des alimens étant moindre, & la force de la vie étant ainſi affoiblie, l'excrétion du pus ſeroit moins

Y ij

abondante ; il feroit d'une nature plus plaftique , & par-là , la cicatrifation de l'ulcère feroit d'autant plus prochaine.

Je fens bien d'avance qu'un tel moyen, quelque foit fon efficacité , ne fera que très-difficilement du goût des *Pulmoniques* , que l'altération de leur efprit porte tantôt à fe croire dans un état de convalefcence touchant à la guérifon , & ils ne fe réfoudront pas à un pareil régime ; & tantôt à fe croire défefpérés , & dès-lors ils n'y confentiront pas non plus.

F I N.

RAPPORT

De MM. les Commiſſaires nommés par la Faculté de Médecine de Paris, pour lui rendre compte de l'Ouvrage de M. Jeannet des Longrois ſur la Pulmonie.

L'OUVRAGE que la Faculté nous a chargé d'examiner, contient des recherches utiles, & de bonnes vues ſur la *Pulmonie*. Mais ce qui nous a paru en faire le principal mérite, c'eſt le traitement méthodique de cette maladie, relativement à ſes cauſes, à ſes complications & à ſes différens périodes ; convaincus que le traitement uniforme de la *Pulmonie* doit être compté au nombre des cauſes, qui en rendent la guériſon ſi difficile & ſi rare, nous penſons que l'Auteur procurera un grand bien à l'humanité, en préſentant aux jeunes Médecins, des règles ſûres & préciſes pour l'adminiſtration des moyens curatifs, dans les différentes circonſtances : guidés par les lumières dônt l'Ouvrage eſt rempli, ils ne peuvent manquer de guérir toutes les *Pulmonies* curables; ils le feront encore plus ſûrement, quand l'expérience leur aura donné ſur cet important objet, les connoiſſances, qu'on ne trouve point dans les Livres.

Nous eſtimons donc que la Faculté peut honorer de ſon approbation, l'Oouvrage dont

nous venons de lui rendre compte. Ce 15
Juin 1781.

Signés, MORISOT DES LANDES, DESCEMET,
COUTAVOZ, DE LA PLANCHE.

L'AN mil sept cent quatre-vingt-un, le
Vendredi quinze Juin, la Faculté de Médecine étant convoquée pour la seconde fois du
mois, au sujet des maladies régnantes, & autres cas particuliers, dont elle s'occupe dans
les Assemblées dites *prima mensis*, MM. Morisot Deslandes, Descemet, Coutavoz & de
la Planche, Commissaires nommés par ladite
Faculté pour examiner un Ouvrage sur la
Pulmonie, composé par M. Jeannet des Longrois, notre confrère, ayant fait leur rapport sur ledit Ouvrage, la matière mise en
délibération, & les avis recueillis, la Faculté
a unanimement approuvé ledit Rapport, &
adhéré aux conclusions de ses Commissaires, &
c'est ainsi que j'ai conclu. PHILIP, Doyen.

APPROBATION.

J'AI lu par ordre de Monseigneur le Garde
des Sceaux, un Manuscrit intitulé : *de la
Pulmonie*, par M. Jeannet des Longrois. Cet
Ouvrage étant clair & concis, les remèdes
les plus modernes & les plus vantés, y étant
pesés & réduits à leur juste valeur ; les cas où
les uns & les autres peuvent être de quelque
utilité, y étant exactement indiqués & déter-
minés, je crois que l'impression peut en être
permise. A Paris, ce 9 Mai 1781.

Signé, GUETTARD.

PERMISSION DU ROI.

LOUIS, par la grace de Dieu , Roi France &
dé Navarre : A nos amés & féaux Conseillers ,
les Gens tenans nos Cours de Parlement, Maîtres des
Requêtes ordinaires de notre Hôtel , Grand Conseil,
Prévôt de Paris, Baillifs, Sénéchaux, leurs Lieutenans
Civils , & autres nos Justiciers qu'il appartiendra,
SALUT. Notre amé le sieur JEANNET DES LONGROIS,
Nous a fait exposer qu'il desireroit faire imprimer &
donner au Public un Ouvrage de sa composition ,
intitulé : *De la Pulmonie* , s'il Nous plaisoit lui
accorder nos Lettres de Permission pour ce nécessaires.
A CES CAUSES, voulant favorablement traiter l'Exposant, Nous lui avons permis & permettons par ces
Présentes , de faire imprimer ledit Ouvrage autant
de fois que bon lui semblera, & de le faire vendre,
& débiter par tout notre Royaume , pendant le tems
de cinq années consecutives, à compter du jour de la
date des Présentes. FAISONS défenses à tous Imprimeurs,
Libraires & autres personnes, de quelque qualité &
condition qu'elles soient , d'en introduire d'impression étrangere dans aucun lieu de notre obéissance.
A la charge que ces Présentes seront enregistrées tout
au long sur le Régistre de la Communauté des Imprimeurs & Libraires de Paris, dans trois mois de la
date d'icelles ; que l'impression dudit Ouvrage sera
faite dans notre Royaume & non ailleurs, en bon
papier & beaux caracteres, que l'Impétrant se confor-
mera en tous aux Réglemens de la Librairie, &
notamment à celui du 10 Avril 1725, & à l'Arrêt de
notre Conseil du 30 Août 1777, à peine de déchéance
de la présente Permission ; qu'avant de l'exposer en
vente, le Manuscrit qui aura servi de copie à l'impression dudit Ouvrage, sera remis dans le même état
où l'Approbation y aura été donnée, ès mains de notre
très-cher & féal Chevalier , Garde des Sceaux de
France, le sieur HUE DE MIROMENIL, Commandeur
de nos Ordres ; & qu'il en sera ensuite remis deux
Exemplaires dans notre Bibliotheque publique, un
dans celle de notre Château du Louvre, un dans celle
de notre très-cher & féal Chevalier, Chancelier de

France, le Sieur DE MAUPEOU, & un dans celle dudit
Sieur HUE DE MIROMENIL ; le tout à peine de nullité
des Présentes : Du contenu desquelles vous mandons
& enjoignons de faire jouir ledit Exposant & ses
ayans causes pleinement & paisiblement, sans souffrir
qu'il leur soit fait aucun trouble ou empêchement.
VOULONS que la copie des Présentes, qui sera impri-
mée tout au long au commencement ou à la fin dudit
Ouvrage, foi soit ajoutée comme à l'original. COM-
MANDONS au premier notre Huissier ou Sergent sur ce
requis, de faire pour l'exécution d'icelles, tous Actes
requis & nécessaires, sans demander autre permission,
& nonobstant clameur de Haro, Charte Normande
& Lettres à ce contraires : CAR tel est notre plaisir.
DONNÉ à Paris, le vingt-neuvieme jour du mois
d'Août, l'an de grace mil sept cent quatre-vingt-un,
& de notre Régne le huitieme. Par le Roi en son
Conseil.

Signé, LE BÉGUE.

*Régistré sur le Registre XXI de la Chambre Royale
& Syndicale des Libraires & Imprimeurs de Paris,
n°. 2432, folio 513, conformément aux dispositions
énoncées dans la présente Permission, & à la charge
de remettre à ladite Chambre, les huit Exemplaires
prescrits par l'Article CVIII du Réglement de 1723.
A Paris, ce 22 Juin 1781.*

LE CLERC, Syndic.

Achevé d'imprimer pour la troisieme fois ce 11 Mai
1784, par QUILLAU.

De l'Imprimerie, de QUILLAU, Imprimeur de la
Faculté de Médecine de Paris, rue du Fouarre, N°. 3.

www.ingramcontent.com/pod-product-compliance
Lightning Source LLC
LaVergne TN
LVHW021131200726
843510LV00001B/47